Introducción

Casi todos vivimos en una búsqueda permanente del sentido de nuestra existencia y de una mejor gestión del estrés, del tiempo y de nuestras emociones. ¡Cuando abra su *Cuaderno Yoga* su vida puede cambiar! Para acompañarlo en este camino, este cuaderno le propone dar un primer paso en el vasto universo del yoga, ¡como un viaje entre el cuerpo, el corazón y el alma!

Este cuaderno presenta una rica paleta de enfoques diferentes, una visión abierta y moderna de lo que significa el yoga occidental en nuestros días. Así como su tradición y sus fundamentos más antiguos.

Para empezar, determine su perfil y descubra todo lo que el yoga puede aportarle y las razones de ello... Ejercicios adaptados a todo el mundo, o más especializados, que le permitirán practicar el yoga postural con suavidad, eficacia y de manera muy divertida.

Podrá explorar las técnicas de meditación para mantenerse zen, y descubrir el funcionamiento de los mecanismos de su fuerza mental. Así podrá integrar el yoga en su vida cotidiana, en sus relaciones o en su vida profesional.

Finalmente, este Cuaderno le propone también un aprendizaje simplificado y práctico del ayurveda, el sistema de salud indio que se relaciona con el yoga, con consejos de alimentación y recetas sabrosas, fáciles de preparar y adaptadas a su constitución.

Como sabemos que el yoga está en la base de grandes transformaciones, este Cuaderno será un acompañante prometedor hacia el cambio y el bienestar que usted desea instalar en su vida. ¡A disfrutarlo!

Test: ¿A mí me conviene el yoga?

El yoga propone una gran variedad de accesos como respuesta a diferentes perfiles y diferentes problemáticas. ¿Qué puede esperar usted del yoga? ¿Le conviene el yoga? Para saber cómo puede ayudarla el yoga, en primer lugar hay que saber en qué momento de su vida se encuentra... Marque las casillas que mejor le corresponden y lea luego su perfil. ¡A escribir!

En una escala de 1 a 10, cómo evalúa su nivel de estrés...

▲ 9/10: Es una carrera contra el tiempo, ¡no paro nunca!

■ 5/10: Vale, me organizo, ¡pero ojalá que lleguen las vacaciones!

● 1/10: No conozco el estrés... Siempre tengo tiempo.

Usted decide hacer una siesta con música suave, pero su teléfono comienza a sonar...

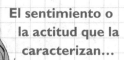

▲ Responde.

■ Comprueba que parece urgente y responde, pero continúa su relajación durante la conversación.

● No lo escucha, porque antes lo ha puesto en modo silencioso.

Ha pasado la noche sin dormir. Por la mañana...

▲ Se toma una pastilla con un café, se pone maquillaje para disimular las ojeras y corre al trabajo.

■ Pone el despertador 3 horas más tarde y envía un mensaje a su colega para informar del retraso.

● Abre su *Cuaderno de yoga* y encuentra un ejercicio reparador para soportar el día.

Después de la comida, le duele el estómago...

▲ Ha comido demasiado deprisa como siempre.

■ Ha mezclado demasiadas cosas indigestas, ¡tendría que parar con los dulces!

● Estaba estresada mientras comía y ahora tiene el plexo hecho un estropicio.

Por la mañana, tiene la costumbre de...

▲ Saltar de la cama y correr a la ducha. ¡Comienza la carrera!

■ Hacer unos estiramientos y ejercicios de gimnasia y luego enciende la radio.

● Mirar el cielo, escribir sus sueños y meditar 5 minutos antes de ponerse en marcha.

El sentimiento o la actitud que la caracterizan...

▲ ¡La motivación!

■ ¡El amooooooor!

● La tranquilidad del sabio.

La emoción que más le disgusta…

▲ Los celos.

■ La avaricia.

● La necesidad de controlar todo.

Su cuerpo es…

▲ Rígido como una estaca.

■ Más bien flexible, aunque un poco entumecido.

● Flexible como un chicle.

Sus colores preferidos actualmente son…

▲ El rojo, el marrón, los tonos de la tierra.

■ El azul y el verde, los colores de las plumas y las hojas.

● El blanco, el negro o el dorado, los colores del cielo y las estrellas.

Usted sueña con un mundo lleno…

▲ De alegría.

■ De paz.

● De magia.

El sábado por la noche, debe elegir su disfraz, será…

▲ Supermán (o Wonder-woman) bien ajustado y que marque los músculos.

■ Cleopatra, con sus collares dorados y sus pliegues…

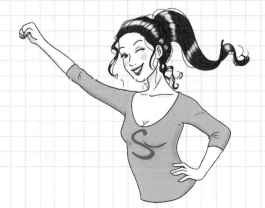

● Un elfo, con las orejas puntiagudas y los ojos brillantes.

¿Qué motivaciones le llevaron a elegir su oficio?

▲ La seguridad financiera y las posibilidades de evolucionar.

■ Quería satisfacer a sus padres, estar orgullosa de sí misma y sorprender a sus amigos.

● Su objetivo era una cotidianidad agradable y responder a sus aspiraciones.

Por tercera vez, durante una reunión, necesita ir al lavabo…

▲ Se retiene hasta sentirse mal.

■ Se disculpa llanamente, roja de vergüenza.

● Se levanta sonriendo, explicando los beneficios diuréticos de su infusión de rabos de cereza…

En el despacho, no comparte la opinión de sus colegas…

▲ Por miedo a la mirada de los otros, se deja convencer.

■ Se calla y se queja interiormente de su falta de capacidad para hablar…

● Expone tranquilamente su punto de vista y se enriquece con el de los demás.

Su «palo» preferido…

▲ La baguette de la panadería, bien crujiente.

■ La batuta de un director de orquesta.

● Una varita mágica.

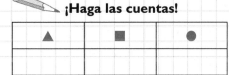

✎ **¡Haga las cuentas!**

▲	■	●

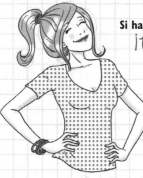

Si ha obtenido una mayoría de ▲:

¡Usted es una sibarita terrenal y concreta!

Su búsqueda se concentra en el bienestar de su cuerpo y su mente en sus actividades cotidianas. Quienes la rodean le harían tragar un globo para darle un poco más de ligereza. ¡Pero el yoga está hecho para usted! No solamente podrá acompañarla en sus deseos de bienestar, de salud, de gestión del estrés y de estética, sino que le permitirá descubrir aspectos de usted misma que ni siquiera puede imaginar. ¡Entre en esta práctica sin demora, deje que su corazón y su espíritu se abran y que aparezca la inspiración! ¡Bienvenida a la esterilla del yoga!

Si ha obtenido una mayoría de ■:

¡Usted posee un corazón grande y el alma de un poeta!

Usted intenta desarrollar su personalidad y cultiva una finura de análisis que hace de usted una buena consejera. Además, quienes la rodean se ahorrarían sus análisis porque en general acierta. ¡Atención a los daños colaterales!

¡Y sí, el yoga es ideal para usted! Además de servirle como medio de exploración de sí misma, de sus mecanismos psíquicos, esta práctica podrá ayudarla a conectar con su cuerpo, a calmar su mente y a acceder a saberes sutiles. ¡Instálese en la alfombra para marcharse de viaje!

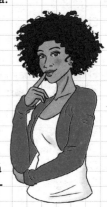

Si ha obtenido una mayoría de ●:

¡Usted tiene alas en la espalda y las raíces plantadas en el cielo!

Su búsqueda de la espiritualidad le permite una lectura sutil de la vida. A veces, sus amigos le meterían piedras en los bolsillos para hacerla aterrizar.

¡Sí, el yoga es ideal para usted! Además de ser una herramienta formidable para aguzar su capacidad de comprensión de los signos y las coincidencias, la práctica del yoga la ayudará a realizar sus proyectos y a habitar su propio cuerpo. ¡Desenrolle la alfombrilla y deje que la gracia se apodere de sus acciones cotidianas!

TEST : ¡A MÍ ME CONVIENE EL YOGA!

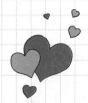

Capítulo 1
¿Qué es el yoga?

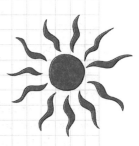

Se habla mucho del yoga… Pero en realidad ¿qué es? Algunos piensan que las posturas del yoga son perfectas para hacer ejercicio y estiramientos, otros hablan de una verdadera filosofía y se ponen a repetir mantras y comer comida vegetariana… Y usted ¿qué sabe del yoga? Vamos a hacer un breve test…

Para mí, el yoga, es:

- ☐ Una filosofía de vida.
- ☐ Una solución para las flatulencias y otros problemas digestivos.
- ☐ Una ayuda antiestrés.
- ☐ Un camino místico.
- ☐ Una gimnasia suave.
- ☐ Una técnica para aprender a respirar correctamente.
- ☐ Un buen plan para estar ágil y musculosa.
- ☐ Una cosa para mantenerse joven y zen.
- ☐ Una tradición espiritual india.
- ☐ Una práctica de cantos repetitivos.
- ☐ Relajación.
- ☐ Posiciones que hay que mantener mucho tiempo sin moverse.

- ☐ Una medicina preventiva energética.
- ☐ Ejercicios para abrir la conciencia.
- ☐ Una buena solución para volar sin drogas ni alcohol.
- ☐ Práctica para dos, sexuales o no.
- ☐ Movimientos rápidos y lentos que dan la impresión de volar.
- ☐ Técnica para viajar sin moverse.
- ☐ Ejercicios para concentrarse.
- ☐ Un arte de vivir que reúne todo lo que existe, desde la alimentación a la sexualidad, de la medicina al hogar, de los pensamientos a la acción.

¿Entonces qué es el yoga?

> La palabra «yoga» como la utilizamos actualmente solo define las técnicas capaces de hacernos alcanzar el estado de unión y paz interior. Y así la utilizaremos en este Cuaderno.

¡El yoga es todo lo que decimos arriba! Y más aún, porque descubriremos más posibilidades cuanto más lo practiquemos. El yoga es como una vasta mansión donde una multitud de puertas nos reservan miles de sorpresas. La palabra «yoga» es una palabra sánscrita, que significa «unión», «integración» y «disciplina». La palabra misma nos invita a comprender que la práctica integrada a nuestra cotidianidad nos permite acceder al estado de «yoga». Porque antes que nada, el yoga es un estado que transforma nuestra manera de ver el mundo. ¿Cuál es ese estado? El yoga parte del principio de que estamos muy influenciados por nuestra educación y la sociedad en la que vivimos. El objetivo de la práctica del yoga es «desacondicionarse» para recuperar su verdadera naturaleza y vivir lo más cerca posible de su verdad interior, en interacción con el medio ambiente.

Una disciplina ancestral y auténtica

Desde hace 5.000 años, el yoga se transmite de maestros a alumnos en diferentes formas. Los maestros se adaptan a su época y su auditorio.

Cuando se utiliza el cuerpo como soporte de trabajo, se practica el hatha yoga. «Ha» significa Sol y «Tha», Luna. En el yoga, la energía solar es una energía de acción y concretizaciones, mientras que la energía lunar corresponde a la intuición y a la inspiración. Por eso, el trabajo del hatha yoga trata de armonizar esos dos aspectos de nuestro ser, para que nuestra fuerza de acción quede al servicio de nuestras convicciones. Los ejercicios físicos, las purificaciones y la meditación forman parte del hatha yoga. En este Cuaderno trataremos de esta parte porque es la práctica más conocida en Occidente. Por ejemplo, el estudio de los textos se llama *jnana yoga*, el hecho de ofrecer su tiempo proponiéndose como voluntario se llama *karma yoga*, la devoción a un maestro o a una divinidad *bhakti yoga*, los cantos y palabras repetitivas el *mantra yoga*, Las prácticas en dúo se llama *tantra yoga* y cuando el tantra se vuelve sexual, tantra rojo. Gracias a esas formas diferentes, el arte del yoga ha atravesado siglos y fronteras. ¡E incluso hoy, el yoga sigue evolucionando!

Una práctica para todo el mundo

El yoga no tiene ningún carácter religioso. Es para todos los seres humanos, sin distinción de color o clase social. A veces, se habla de las divinidades del panteón hindú, pero hay que entender esas divinidades como ilustraciones de sentimientos e ideales.

Por ejemplo, Shiva y Krisna están muy presentes en la tradición del yoga. Shiva representa la energía de la deconstrucción que se necesita para la reconstrucción. El yoga era una disciplina de transformación y por eso se invoca esta energía. Cuando se dirigen a Krisna, que representa las energías del amor incondicional (como puede ser Jesús) es el amor «sin condiciones ni esperas» de uno mismo. Esas divinidades son simplemente «símbolos» que nos permiten apelar o reconocer esas facultades psíquicas en nosotros.

Los beneficios del yoga

Los ejercicios del hatha yoga ayudan a mantenerse equilibrado, en un estado de calma interior. Evidentemente, al practicar los ejercicios de yoga, su cuerpo se afirmará y será más ágil… pero no solo eso. Rápidamente, se verán otros efectos benéficos sobre su humor, su vitalidad y su salud. En pocas palabras, se sentirá en forma, feliz y con una piel tersa.

El yoga, gracias a la importancia de la respiración, también actúa sobre el sistema nervioso; por eso es un excelente método para remediar el estrés y los problemas de concentración y de sueño.

El yoga tiene la virtud de calmar. Estar en el camino del yoga, tener una actitud zen es trabajar para afinar sus sentidos para comprender sus propias necesidades, estar a la escucha de sus sentimientos y mirar el mundo con una comprensión nueva que le permita despegarse de sus propias emociones.

Si se aprende a tomar distancia con los acontecimientos se puede vivir de otra manera. A veces, la posición de «observador» permite ver que algunos acontecimientos, en principio negativos, pueden ser útiles para la evolución de nuestra conciencia. Con el yoga, se parte del principio de que la casualidad no existe y que todo lo que sucede tiene un sentido. Hay que cambiar el punto de vista sobre las cosas para alcanzar esta sabiduría.

¿Qué piensan los científicos actuales?
Hoy, muchos médicos aconsejan técnicas de yoga y meditación a sus pacientes porque se han observado muchos efectos beneficiosos, como aliviar el insomnio, disminuir la ansiedad o la depresión, bajar el consumo de alcohol o cigarrillos, o incluso regular la hipertensión. Las neurocientíficos y los físicos cuánticos también han constatado los efectos del yoga sobre el cerebro. ¡Y actualmente se enseña la meditación en las prisiones, los hospitales y los colegios!

La intuición, en el yoga, es un sentido, como el tacto o el oído. Por eso, si practica yoga, puede volverse más sensible, intuitivo y creativo.

¿Qué nos enseñan los antiguos yoguis?

Los antiguos yoguis afirmaban que el proyecto fundamental de los yoguis (quienes practican el yoga) es el descubrimiento de su verdadera naturaleza.

Instante de meditación: al encuentro de uno mismo

Busque un instante de serenidad y trate de sentirse en el exterior de su cuerpo y de la superficie de su piel. Imagine que al exterior de este límite que es la piel usted es una gota de agua. Imagine el océano delante suyo. Húndase y trate de sentir que no hay diferencia entre la gota y el océano… usted se ha convertido en el océano… ¡ahora no siente límites entre usted y lo que le rodea!

Ese sentimiento tan particular es lo que los yoguis llaman unidad.

Las sutras de Patanjali

En los textos fundadores de la tradición del hatha yoga se encuentran los Yogas Sutras de Patanjali. Se sugiere que antes de comenzar a practicar las posturas o los ejercicios de respiración, el yogui debe aprender 10 principios fundamentales.

1. Tener la intención de no perjudicar, ni a sí mismo ni a los demás.

2. Decir siempre la verdad, ser sincero consigo mismo y con los demás.

3. Cultivar una actitud autónoma, es decir evitar «robar» objetos, tiempo o atención a los demás.

4. Concentrar su energía (especialmente sexual) para evitar cualquier dispersión y alimentarse más intensamente con sus proyectos de vida.

5. Aprender a ir a lo esencial a través de la sobriedad (¡sobriedad feliz!).

6. «Purificarse» cuidando su cuerpo con una limpieza interna y externa.

7. Sentirse satisfecho de lo que la vida propone, comprender su sentido y decir «sí» a lo que se presenta.

8. Desarrollar la autodisciplina, para entrenar su potencia mental y mantenerse sereno frente a los obstáculos de la vida.

9. Buscar la comprensión de la naturaleza humana, sea por medio del estudio de los textos sagrados, o bien por el trabajo sobre sí mismo, y adquirir cada vez más sabiduría.

10. Consagrarse a lo «divino». En el yoga, lo divino no está separado de lo humano, sino que está considerado como la esencia de todo. Esta última etapa propone estudiar los funcionamientos del principio superior que rige toda vida y asociarse plenamente a él (con frecuencia se trata de sentido común).

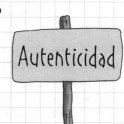

¿Cómo funcionan la energía, los chakras y los nadis?

La energía, llamada «**prana**» en el yoga, es la electricidad contenida en el aire. Impregna todo lo que está vivo: los mamíferos la absorben cuando respiran, los vegetales la transforman en fotosíntesis. El prana circula por nuestro cuerpo gracias a una red de 72.000 canales llamados «**nadis**». Parten en arborescencia desde la columna central «sushumna», sobrepasan ampliamente los límites del cuerpo físico. Dos canales principales, «ida» y «pingala», se entrecruzan en espirales a lo largo de sushumna.

Cuando esos nadis se cruzan producen una concentración de energía, como una encrucijada que se llama «chakra» («rueda»). Los chakras reciben energía, la concentran y la difunden como si fueran fábricas de creación, transformación y distribución. Hay decenas pero se habla de 7 principales que corresponden a las 7 glándulas principales del sistema endocrino. En la imaginería india tradicional, el chakra está representado con una flor de loto. El loto tiene más pétalos a medida que sube a lo largo de la columna. Cada chakra tiene sus características y corresponde a un color, a un elemento y a funciones físicas y emocionales precisas.

Cada persona tiene algunos nadis y chakras más o menos desarrollados y fuertes, lo cual crea personalidades diferentes. Como el yoga invita a asumir su vida gracias a ciertos ejercicios, usted puede jugar con su estructura para ser más paciente, menos celoso, o más creativo, por ejemplo.

La influencia de los chakras sobre la salud del cuerpo físico se explica gracias a la energía que vibra con una frecuencia más elevada que la materia.

Los problemas de circulación en los nadis, a menudo debidos a desórdenes psicológicos, se traducen en problemas de la circulación en el cuerpo físico y provocan enfermedades.

Esos problemas pueden crear el estrechamiento de los chakras o la disminución de su rapidez de rotación, con una baja de actividad de los órganos, o bien el ensanchamiento de los chakras o su aumento en la velocidad de rotación, fuente de desequilibrios físicos y emocionales.

Etapa 1: ¡sienta sus chakras!

Tómese cierto tiempo para descubrir cada chakra: ponga las manos a nivel de cada uno de ellos, uno tras otro y concéntrese 2 minutos en todos los pensamientos, sensaciones y emociones que sienta (la impaciencia también forma parte de estas emociones, como los colores, las variaciones de temperatura… ¡o incluso la ausencia de sensación!).

Explore cada chakra, uno tras otro, antes de descubrir las informaciones que los conciernen y que se explican en la página siguiente.

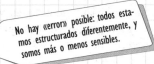
No hay «error» posible: todos estamos estructurados diferentemente, y somos más o menos sensibles.

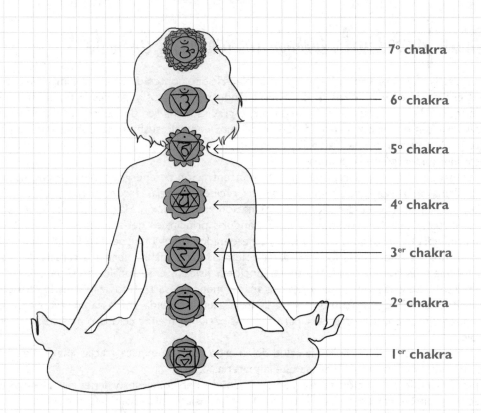

7° chakra

6° chakra

5° chakra

4° chakra

3er chakra

2° chakra

1er chakra

Etapa 2: los secretos de los chakras

 El 1er chakra: muladhara chakra
Significado: «base».
Localización: perineo y las tres primeras vértebras.
Sede de nuestra energía primordial y de la energía sexual.
Centro de las necesidades vitales: alimentación y abrigo. Deseo de seguridad.
Relación con la realidad, fuerza de acción y de concretización.
Estabilidad y solidaridad con la tierra.
Emociones: apego, posesividad, estabilidad. Deseo de anclaje, confianza.

 El 2° chakra: svadhisthana chakra
Significado: «residencia de sí mismo».
Localización: órganos genitales y urinarios.
Sede de la inspiración, de la imaginación, de las memorias del inconsciente personal y colectivo.
Engloba los valores de pertenencia a una familia o una comunidad.
Emociones: afecto, dulzura, creatividad. Deseo de procreación, instintos primitivos.
La purificación de este chakra permite al ser humano superar su naturaleza animal.

El 3er chakra: manipura chakra
Significado: «la ciudad del tesoro».
Localización: plexo solar.
Sede de la capacidad de asimilar y de transformar.
Supervisa las condiciones de la digestión.
Lugar del fuego interior y de la vitalidad.
Emociones: cólera, miedo, ego, orgullo, combatividad… Deseo de longevidad.

El 4° chakra: anahata chakra
Significado: «sin golpe», pulsión del universo.
Localización: dentro del pecho.
Sede del amor incondicional.
Gobierna el corazón y los pulmones.
Energía que circula en los brazos.
Emociones: amor y odio. Deseo de compartir.
Crea el equilibrio entre los 3 chakras de abajo y los 3 chakras de arriba.

El 5° chakra: visshuddhi chakra
Significado: «puro».
Localización: a nivel de la garganta.
Gobierna la esfera de la otorrinolaringología y la salud de todos los órganos.
Relacionado con la palabra y el silencio. Deseo de conocimiento.
Paso de la purificación a la energía, de la densidad de los chakras de abajo hacia la calidad sutil de los últimos chakras.

El 6° chakra: ajna chakra
Significado: «autoridad, mando, poder ilimitado». También se le llama el «tercer ojo».
Localización: centro del cerebro, glándula pineal.
Concierne las facultades mentales, la inteligencia, la memoria, la concentración.
Fuerza de creación de su vida por el pensamiento, puente entre el cuerpo físico y el plano psíquico. Puerta de la intuición y la mirada interior. Centro de la clarividencia, telepatía y otras facultades interiores.
Deseo: realización de sí.

El 7° chakra: sahasrara chakra
Significado: «los 100 pétalos», llamado también «shunya» (vacío, la nada), considerado como una puerta hacia el saber universal y lo divino.
Localización: en la cima del cráneo, fontanela.
Representa el plano de la verdad y de la realidad.
Deseo: unión con el «Uno».

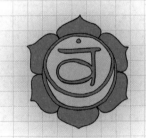

Etapa 3: ¡dibuje sus nadis!

Como ahora ya conoce las informaciones presentadas en los chakras, dibuje en la ilustración de la página precedente los lazos que entran y salen de cada uno de ellos y únalos con otros, pensando en las influencias que puedan tener.
Por ejemplo, cuando la energía del chakra del corazón se une al chakra raíz, la capacidad de actuar está alimentada por el corazón. Otro ejemplo: cuando la energía del 2° chakra alimenta el chakra de la garganta, la expresión se vuelve fluida y más creativa…

El yoga de hoy: ¿para quién y para qué?

Actualmente ¡el yoga es accesible a todo el mundo! Como el yoga se transmite oralmente, y sigue siendo así, existen decenas de formas de yoga diferentes: ¡para todas las edades, para todos los gustos y para todos los momentos de la vida! ¿Cómo saber cuál le corresponde mejor? Para averiguarlo, conteste a las siguientes preguntas.

¿Qué yoga me corresponde mejor?

Practicando yoga, ¿usted buscaría…

Desahogarse cuando sale del trabajo para eliminar el estrés?

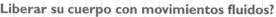 **El yoga ashtanga** es ideal para usted. Alternando una serie de movimientos encadenados, con pausas entre las posturas estáticas y la respiración que aumenta el calor del cuerpo, esta forma muy atlética de yoga le garantiza la transpiración.

Liberar su cuerpo con movimientos fluidos?

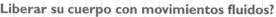 **El yoga vinyasa** encadena las posturas como la danza, llevada por el flujo de la respiración. Es tan tónico como suave y a veces se lo conoce con el nombre de «flow».

Trabajar a todos los niveles de su ser?

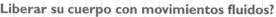 **El yoga integral,** por su trabajo sobre el cuerpo y la mente, integra la práctica del yoga en la vida cotidiana. La escuela más conocida es la de Sivananda.

Relajarse profundamente?

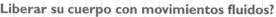 **El yoga yin** es una práctica basada en la filosofía del tao y la medicina china. Uno se abandona cómodamente en una postura en el suelo durante cinco minutos, para una relajación y una regeneración profunda…

Flexibilizarse y reforzarse muscularmente?

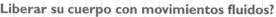 **El hatha yoga** propone armonizar y asociar la fuerza y la flexibilidad en posturas estáticas.

Desplazarse y acelerar la apertura de su conciencia?

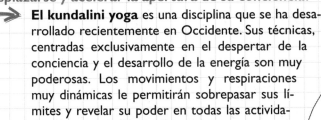

El kundalini yoga es una disciplina que se ha desarrollado recientemente en Occidente. Sus técnicas, centradas exclusivamente en el despertar de la conciencia y el desarrollo de la energía son muy poderosas. Los movimientos y respiraciones muy dinámicas le permitirán sobrepasar sus límites y revelar su poder en todas las actividades que emprenda. ¡Es el yoga de los guerreros!

Curarse de sus dolores?

La técnica del yoga hyiengar se ha puesto en práctica para curar los cuerpos desalineados. Por medio de correas, bloques y otros elementos, ese yoga muy riguroso pondrá sus ideas en su lugar y podrá despertar.

Visitar los diferentes estratos de su conciencia y trabajar sobre sus proyectos de vida?

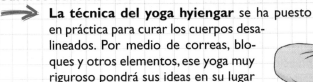

El adi vajra bhakti yoga, desarrollado por Dominique Lussan, es una práctica que mezcla el kundalini yoga, el hatha yoga e influencias que provienen de otras prácticas corporales. Ese yoga está hecho para llevar al alumno a estados de conciencia modificados para explorar y transformar la vida.

Volar como un pájaro sobre los pies de un yogui?

El acro yoga o yoga en pareja, hace furor actualmente entre los jóvenes yoguis. Para quienes busquen la diversión, el bienestar y las emociones fuertes, esta práctica entre acrobacia y masaje a dúo resultará ideal.

Trabajar sobre sus desequilibrios hormonales?

El yoga de las hormonas, desarrollado por Dinah Rodrígues, es una técnica terapéutica que trata de ayudar a las mujeres a enfrentar los síntomas del desequilibrio hormonal así como la menopausia.

Morirse de risa?

¡Pruebe el **yoga de la risa**! Método recientemente inventado por un médico, trata de trabajar sobre el diafragma, por medio de la relajación y la risa, para restablecer el equilibrio entre el cuerpo y la mente. Es una práctica lúdica y divertida, accesible a todo el mundo.

Iniciar a sus hijos al yoga?

El yoga para niños abre las puertas de la conciencia del cuerpo, la exploración de los sentidos, la capacidad para observar sus propias emociones y concentrarse.

¿Cómo elegir su curso de yoga?

Cada día se crean nuevas prácticas y se depositan marcas registradas que se mantienen más o menos fieles a la esencia del yoga. Antes que nada, el yoga es un soporte para trabajar sobre sí mismo, con la ayuda de un profesor. En su búsqueda, tenga cuidado para privilegiar la relación humana. Luego, en cada cursillo, deberá alcanzar 3 puntos fundamentales: el despertar de la conciencia, la invitación a la relajación y la respiración consciente.

La conciencia es la capacidad particular que posee cada ser humano para poner atención en algo sin dejarse perturbar por las fluctuaciones de sus pensamientos.
La relajación representa el renunciamiento intencional de las tensiones inútiles del cuerpo, que cansan el organismo e impiden la circulación natural de la energía. ¡La relajación, a pesar de las apariencias, es una clave importante de la salud!
La respiración consciente se utiliza en el yoga como soporte de la atención. La observación del aliento es una invitación a estar presente en cada instante.
Conciencia, relajación y respiración consciente son los tres pilares de la práctica del yoga: sin esos tres elementos, los ejercicios físicos solo son gimnasia, y no ejercicios yóguicos.

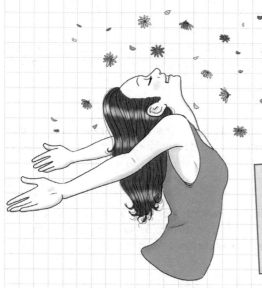

Consulte las Direcciones útiles en la página 79, para ir más de prisa.

El yoga se adapta a las particularidades de cada uno
El profesor T. Krishnamacharya, fundador del vinyoga, decía que no es la persona quien debe adaptarse al yoga sino que el yoga debe adaptarse a las personas. Lo que todos debemos respetar no es una práctica sino una actitud fundamental: para que la disciplina dé sus frutos es indispensable elegir las técnicas apropiadas, lo que supone una atención incesante, una escucha y una adaptación en cada momento.

¿QUÉ ES EL YOGA?

Capítulo 2

Mi práctica corporal

En sánscrito, una postura de yoga se llama asana. La palabra asana es la raíz del verbo «sentarse». Un asana es entonces, etimológicamente, «la acción de sentarse en una posición estable, física y mental».

¿Para que sirve una postura de yoga?

La búsqueda del yoga postural se efectúa en dos tiempos. Por una parte, el hecho de poner el cuerpo en una posición particular estimula la circulación del prana en ciertos nadis, provocando por eso una modificación de los flujos energéticos en la estructura del practicante. ¡Por eso se dice que mover el cuerpo estimula la mente!

Luego, según los textos más antiguos, el yoga se define como un medio de «calmar las fluctuaciones de la mente». Una mentalidad estable permite canalizar la energía en la dirección escogida.

Si se practica correctamente una postura de yoga, estática, dinámica o bailada, la energía toma la dirección escogida. Los movimientos del cuerpo provocan el movimiento de la energía y se activan, se limpian, se alimentan y se dinamizan también los músculos, las articulaciones, los tendones y los órganos. Por eso es tan importante la postura del yoga.

Se dice que el desarrollo extremo del yoga es la danza, porque llega un momento en que lo mental es suficientemente estable como para dejar de controlar el cuerpo y dejarlo moverse solo. En ese caso, lo que se pone a guiar los movimientos corporales espontáneos es la propia energía. Tras un impacto, por ejemplo, sin pensarlo, ponemos la mano en la zona lastimada. Es un gesto automático. De la misma manera, el cuerpo entero podría ponerse en movimiento si no se lo retuviera. En muchas tradiciones, los rituales del transe invitan a través de la música, el canto o la danza a entrar en ese estado para dejar que nuestro «médico interior» actúe sin que intervengan nuestros pensamientos, confiando en los procesos naturales de regeneración y de curación. En un plano físico, las posturas de yoga son eficaces para mantener la salud y pueden utilizarse con fines terapéuticos.

> Las posturas se llaman de diferentes maneras en función de las escuelas de yoga. En este libro, los nombres sánscritos utilizados corresponden a la enseñanza de la Bihar Scholl of Yoga y a las obras de Swami Satyananda Saraswati.

Primer secreto: encuentro la buena posición para mi pelvis

En el yoga, la cuna de nuestra energía vital se encuentra en la base de la columna vertebral. En la imaginería tradicional, está representada por una serpiente enrollada sobre sí misma en el fondo de la pelvis. Lo importante del yoga es hacer subir la energía a lo largo de los chakras hacia la cima del cráneo y una buena colocación de la pelvis permite que la energía circule con facilidad.

Para identificar una posición correcta de la pelvis, cuando practica yoga o está sentada en su mesa o en su coche, deje que la pelvis se vuelque libremente de adelante hacia atrás y que la parte de debajo de su espalda siga recta, ni demasiado arqueada hacia atrás ni demasiado torcida hacia delante…

Anteversión   Retroversión

En resumen: las posiciones de la pelvis que se adoptan durante las posturas
La pelvis en anteversión es típica de la posición de *cow-boy*: el pubis hacia el ombligo, la pelvis hacia delante
La pelvis retroversión es el de las bailarinas de cabaret: la parte de debajo de la columna arqueada, la pelvis hacia atrás.

Segundo secreto: aprendo a respirar bien

Una respiración amplia y profunda asegura una buena salud, mientras que el estrés, las emociones y las malas posiciones durante largo tiempo alteran la calidad de la respiración. Algunas personas, que se mantienen inclinadas hacia delante, disminuyen la amplitud de su caja torácica, cuando otras, muy estresadas, respiran de manera entrecortada… ¡sin hablar de los fumadores! Todo esto influye en la oxigenación de las células y sobre la salud general del organismo.

Salvo indicación contraria, la respiración en el yoga se practica por la nariz. Al pasar por las narinas, el aire se alimenta de prana y de pingala, los dos nadis principales que se enrollan alrededor de la columna que termina en las narinas. Si usted tiene la nariz tapada, evite practicar esos ejercicios respiratorios.

¿Cómo respirar en una postura de yoga?

El arte de la respiración, llamado «pranayama» en el yoga, es una práctica sensible y muy poderosa. A veces, se necesita algún tiempo para comprender y realizar algunos ejercicios, sobre todo si los practica sin un profesor.

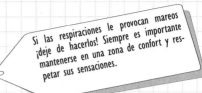

Si las respiraciones le provocan mareos ¡deje de hacerlos! Siempre es importante mantenerse en una zona de confort y respetar sus sensaciones.

La respiración completa

En el yoga, se habla de tres estados respiratorios: a nivel del vientre, de la caja torácica y de las clavículas. La respiración completa compromete todos esos estados para llenar los lóbulos pulmonares y alimentar al máximo la sangre de prana.

¿Cómo hacerla?

Para realizar esta respiración, estírese en el suelo o siéntese cómodamente.

Ponga una mano sobre el vientre, y la otra en el hueco del pecho.

Para empezar, respire hinchando el vientre. Solamente la mano que ha puesto encima se mueve: es la respiración abdominal.

Luego, respire haciendo mover la mano de arriba: es la respiración torácica.

Por fin, ponga una mano entre las clavículas y hágala moverse mientras respira: es la respiración clavicular.

Para efectuar la respiración completa, encadene las tres respiraciones: hinche el vientre, la caja torácica y las clavículas al inspirar y luego expire sin controlar sus movimientos.

¿Cuándo hacerla?

Esta respiración calma profundamente, ¡utilícela sin moderación!

La respiración del fuego

Esta técnica es utilizada particularmente en el kundalini yoga. Es una respiración purificadora y energizante, que limpia y alimenta los nadis estimulados.

A veces, cuando la mente está agitada, esta respiración puede provocar mareos. En ese caso, deje el ejercicio, ¡tranquilícese y vuelva a intentarlo!

¿Cómo hacerla?

A menudo se ilustra esta técnica con la imagen de un «perro» jadeante. La inspiración y la espiración son tónicas y duran lo mismo. El ritmo puede variar pero se comienza por lo general respirando rápidamente, dos o tres inspiraciones y espiraciones por segundo. Explore esta técnica sin forzar, en posición sentada, cómodamente, antes de ejercitarse en la esterilla.

¿Cuándo hacerlo?

Cuando se indica, esta respiración se practica en ciertas posturas que se encadenan con el satkryia.

La satkryia

Cuando se practica la respiración del fuego durante esta postura, se activa y se acelera la circulación en los nadis. Para «reunirse» con uno mismo y dirigir la energía después de este ejercicio, se puede practicar el «satkryia».

¿Cómo hacerlo?

Antes de comenzar, elija una intención hacia la cual dirigir la ener-gía que usted haya creado: puede ser una intención para la tierra, para un ser próximo o algo importante que tiene que hacer en la vida.

Si utiliza una frase, elija términos positivos, sin recurrir a la negación («estoy sana» en lugar de «no estoy enferma»). Piense en un esta-do más que en una manifestación material («siento que vivo en la abundancia» más que «tengo mucho dinero») y trate de crear la sensación de ese estado en sí.

Esta técnica consiste en juntar las manos y entrelazar los dedos dejando los dos índices juntos y extendidos. Por lo general, se esti-ran los brazos encima de la cabeza, con los índices hacia arriba, como una flecha dirigida al cielo.

Al levantar los brazos por encima de la cabeza, inspire y mantenga los pulmones llenos, apriete los músculos del piso pélvico (como si se retuviera de ir al lavabo), bizquee mirando entre sus pestañas y piense en su intención.

Espire manteniendo la posición.

Practique 3 veces el satkryia antes de abandonar la postura.

¿Cuándo hacerlo?

Después de la respiración del fuego, en cualquier postura dinámica o no, en cualquier momen-to (incluso sin levantar los brazos, en el transporte público).

Aparte de las posturas, el satkryia puede practicarse un minuto con la respiración del fuego, en posición sentada, con los brazos estirados encima de la cabeza.

Para instalar en su vida este nuevo estado, puede realizar un minuto de respiración del fuego con los brazos estirados hacia el cielo (como en el satkryia), luego el satkryia, todas las maña-nas, durante 3 meses.

¿Cómo calmar mis emociones y estimular mi vitalidad?

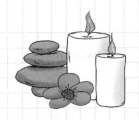

La respiración tierra-cielo-tierra

Esta respiración permite reunir la energía de la tierra, o sea la capacidad de actuar y la energía del cielo, la capacidad a dejarse inspirar… Según los días y las personas, una respiración aparece como más evidente que otra. Esto depende de la personalidad y los intereses del momento.

¿Cómo hacerlo?
Se puede realizar esta respiración en cualquier posición. Comience de pie, con la espalda recta. En este ejercicio el cuerpo se mantiene inmóvil, pero la atención se desplaza cinco veces, de abajo hacia arriba al inspirar, y de arriba hacia abajo al espirar y luego cinco veces en sentido inverso. Puede comenzar con las plantas de los pies hacia la cima del cráneo o del centro de la tierra al centro del universo.

¿Cuándo hacerlo?
Puede realizar este ejercicio antes de comenzar su sesión de yoga, por la mañana al levantarse o en cualquier momento de la jornada, cuando sienta que se dispersa.

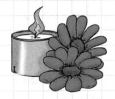

La respiración cuadrada

Esta respiración es una técnica de estabilización. Por su estructura equilibrada y simétrica, calma con rapidez la actividad cerebral. Estructura a quien la practica y refuerza su anclaje en la tierra. También permite el desapego.

¿Cómo hacerlo?
En una posición sentada cómoda, inspire y cuente cuatro tiempos, retenga el aliento cuatro tiempos, espire en cuatro tiempos y retenga el vacío durante cuatro tiempos.
Recomience sin interrupción hasta que sienta que está cómoda.
Luego pase a cinco tiempos, luego a seis y finalmente a siete. Lo ideal es hacer siete ciclos contando siete tiempos.
Para terminar el ejercicio, deje de contar después de la retención en vacío, vuelva a una respiración natural y observe los efectos de este ejercicio.

¿Cuándo hacerlo?
¡Puede hacer este ejercicio en cualquier momento para recuperar la calma interior!

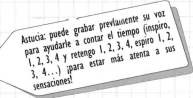

Astucia: puede grabar previamente su voz para ayudarle a contar el tiempo (inspiro, 1, 2, 3, 4 y retengo 1, 2, 3, 4, espiro 1, 2, 3, 4…) ¡para estar más atenta a sus sensaciones!

La respiración alternada nadi shodhana

Esta respiración es un ejercicio preliminar a los ejercicios avanzados de meditación. Induce a la calma y a la tranquilidad del espíritu y permite una excelente oxigenación de la sangre.

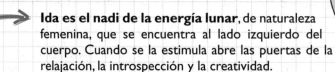

Se puede estimular por la respiración a ida y pingala, que terminan en las narinas.

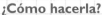 **Ida es el nadi de la energía lunar**, de naturaleza femenina, que se encuentra al lado izquierdo del cuerpo. Cuando se la estimula abre las puertas de la relajación, la introspección y la creatividad.

➡ **Pingala, en el lado derecho, es el nadi solar**, de naturaleza masculina, que activa las fuerzas de acción, de difusión y de desarrollo. La respiración alternada permite equilibrar esas fuerzas.

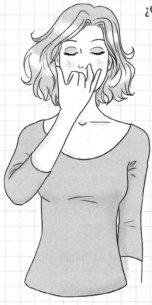

¿Cómo hacerla?

El principio es alternar la respiración entre las narinas izquierda y derecha.

Instálese en una posición confortable, con la espalda recta.

Coloque la punta de los dedos índice y medio en la parte carnosa del pulgar, como se indica en el esquema, para utilizar el pulgar y el anular para tapar las narinas.

Mantenga la cara de frente ¡trayendo su mano hacia la nariz y no lo contrario! No gire la cabeza ni la deje caer hacia delante. ¡Si su brazo se cansa, cambie de brazo!

Inspire por la narina izquierda sin modificar su ritmo respiratorio, tapando la de la derecha, y luego espire por la narina derecha tapando la narina izquierda; luego vuelva a espirar a la izquierda tapando la narina derecha.

Practique este ejercicio con ligereza y sin hacer ruido 5 minutos por día durante 15 días. Después, pase a 15 minutos durante 15 días y finalmente a 20 minutos o más, si esto le resulta agradable.

No pase de una etapa a otra si el ejercicio no le resulta placentero.

Cuando se sienta cómoda con los ciclos respiratorios, utilice la respiración como un soporte.

Al inspirar a la derecha piense: «Inspiro la fuerza, la energía y la luz con todo mi lado derecho».

Al espirar a la izquierda piense: «Espiro la inercia, la introversión y todo lo que me agobia».

Al inspirar a la izquierda piense: «Inspiro la paz, la dulzura y la tranquilidad con todo mi lado izquierdo».

Al espirar a la derecha piense: «Espiro la rabia, la agitación, los malos pensamientos y todo lo que me agobia»

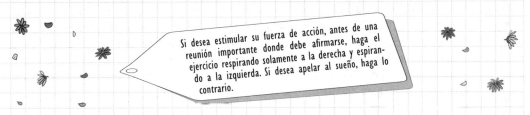

Si desea estimular su fuerza de acción, antes de una reunión importante donde debe afirmarse, haga el ejercicio respirando solamente a la derecha y espirando a la izquierda. Si desea apelar al sueño, haga lo contrario.

Usted conseguirá visualizar una luz roja que entra en su cuerpo por la narina derecha, una luz violeta que entra en usted por la narina izquierda y un humo negro cargado de cenizas (imagen de lo que usted no necesita) salir de su cuerpo cuando espira, para volver a la tierra y servir como «abono».

¿Cuándo hacerlo?
Después de haber hecho las posturas y antes de la relajación o la meditación, en una habitación bien ventilada.

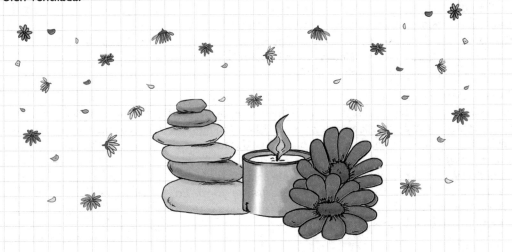

Para comenzar mi programa de yoga

Posturas para la salud del cuerpo y del espíritu

Para garantizar una buena salud del cuerpo gracias a la buena oxigenación de las células y la estimulación de las vías de eliminación de las toxinas hay que poner las articulaciones en movimiento, estirar los músculos y los tendones, masajear las vísceras y hacer trabajar al corazón. ¡Sin anquilosamiento no hay enfermedad! Cuando el cuerpo está sano, en general, hay más posibilidades de sentirse bien… Un adagio oriental dice: «Cuida tu cuerpo para que tu alma tenga ganas de quedarse allí». Cuando el cuerpo está liberado, purificado, reforzado y libre, la energía circula y da al psiquismo fuerte y flexible la capacidad de soportar las dificultades y las penas además de ser más capaz de concentrarse y tomar decisiones. El estado natural de la mente es la alegría. Una mente en buena salud es profundamente alegre. Con un cuerpo libre y tónico y una mentalidad estable, fuerte y alegre, estará en las condiciones ideales para atravesar la existencia con justeza, confianza y sabiduría.

Algunos consejos prácticos para empezar

Si su cuerpo no está acostumbrado al movimiento, comience con suavidad y prudencia. En caso de duda, consulte con su médico habitual.

¿Cuánto tiempo hay que practicar?

Los debutantes
Si usted no realiza ninguna actividad física regular, o si ha salido de una enfermedad, con tratamiento medicamentoso, o si tiene una salud delicada o se encuentra muy cansado o depresivo, comience suavemente con sesiones cortas: entre 10 y 15 minutos, 3 o 4 veces por semana, antes de la relajación, en un primer momento.

> ¡Busque la regularidad en lugar de la cantidad! Una práctica cotidiana de 10 minutos más que una hora un fin de semana de cada dos.

Y más adelante…
En cuanto se sienta capaz, pase a una pequeña sesión de yoga (10 a 15 minutos) por día. Cuando le parezca posible, introduzca sesiones de 20 a 30 minutos, 4 o 5 veces por semana, manteniendo las sesiones cortas los otros días. Cuando su condición física sea buena, y si tiene tiempo, prevea una hora de movimientos por día.

Aprenda a identificar los juegos mentales que encuentran siempre una excusa para «no desenrollar la esterilla de yoga». En general, lo que importa es el primer paso: ¡una vez que esté en la esterilla no tendrá ganas de dejarlo!

> Después de una sesión de yoga, por corta que sea, tómese 5 minutos de relajación, estirada en el suelo, inmóvil, y observe la huella que ha dejado en usted esta práctica.

MI PRÁCTICA CORPORAL

¡Comprométase!

Coja un lápiz y anote por escrito su programa de yoga.

Hoy (escriba la fecha) ....

Me comprometo a practicar al menos .... *minutos de yoga* .... *veces por semana.*

Hasta el día ....

¡Sea lo más objetivo posible para poder respetar sus compromisos! Más vale hacer el doble que la mitad de lo que haya previsto, porque será mucho más satisfactorio.

En la fecha indicada, borre su compromiso y asuma uno nuevo.

¿Dónde hacerlo?

El yoga se practica tradicionalmente en ayunas, por la mañana, cuando el sol comienza a levantarse, en una habitación ventilada y ordenada. La experiencia le confirmará que, cuando practica en ayunas o con el vientre ligero, sus sentidos están mucho más alerta y los efectos del yoga son mucho mejores.

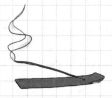

¿Cómo hacerlo?

Póngase ropa cómoda, de preferencia de algodón o hechas con la tela más natural posible.

Coloque una esterilla en el suelo, o una toalla o una tela para delimitar el espacio, proteger sus rodillas y evitar los patinazos. Las colchonetas de yoga de buena calidad son antideslizantes y no se deforman. Elija una esterilla de material natural si es posible.

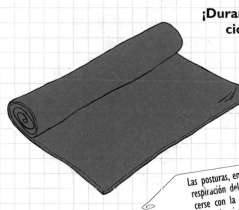

¡Durante los encadenamientos, cuide las transiciones! En su práctica del yoga, intente tener conciencia y fluidez en todos sus movimientos. Haga sus ejercicios con gracia en sus gestos y la gracia se instalará en su vida.

Y recuerde que la primera regla de Patanjali es **no-molestar**: No vale la pena explorar la incomodidad.

Las posturas, en las cuales se encuentra la respiración del fuego, también pueden hacerse con la respiración completa, lenta y profunda, si usted busca la tranquilidad.

MI PRÁCTICA CORPORAL

Tres encadenamientos para liberar su cuerpo

Para calentar sus músculos, «desatar» sus articulaciones y hacer circular los fluidos y la energía en su cuerpo, practique estos 3 ejercicios, seguidos, respirando conscientemente.

Como una serpiente: pada hastanasana

El estiramiento de la columna y la tonicidad de las piernas

Esta forma dinámica activa la circulación de la energía y de la sangre por todo el cuerpo, facilita la eliminación de grasas, de toxinas, de gases y estreñimiento. La aceleración de los fluidos sanguíneos regenera el cerebro y estimula así todo el metabolismo.

¿Cómo hacerlo?

Posición inicial: póngase de pie, con los pies separados a la altura de la pelvis, una mano en la parte de abajo del vientre, la otra en la parte baja de la espalda.
Mueva la pelvis de delante hacia atrás y sienta cómo se mueven sus manos.
Comience con movimientos pequeños y luego amplifíquelos poco a poco.
Deje que el movimiento se repercuta en toda la columna vertebral. Los brazos se alargan, hasta que su cuerpo se estira, con los brazos por encima de la cabeza, la pelvis retrovertida. Luego, coloque la pelvis en antevertida, baje el ombligo, el pecho, luego la espalda y la cabeza hasta que el vientre toque los muslos con las rodillas plegadas y la cabeza relajada. La parte de abajo de la espalda seguirá ligeramente doblada.
La retroversión de la pelvis levanta el busto y estira la espalda, vértebra tras vértebra.
Como una serpiente, deje que el movimiento fluido siga el impulso del movimiento de la pelvis.
Haga la respiración del fuego: inspire primero enderezando el busto y espire cuando baja. También puede invertir la respiración: inspire cuando baja el busto y espire al enderezarse. Observe la diferencia de una respiración a otra.
Comience con un ritmo natural y sin imposiciones. Si se siente cómoda, trate de acelerar el ritmo. Con un poco de entrenamiento, se puede practicar este ejercicio rápidamente. Repita el movimiento 21 veces seguidas.
Para terminar, haga el satkryia 3 veces seguidas en posición de pie, con los brazos estirados hacia el cielo, y luego 3 veces seguidas con el busto bajo, con las manos dirigidas hacia el suelo.

¿Cuándo hacerlo?

Lo mejor es por la mañana en ayunas, o bien al comenzar una sesión o para comenzar una jornada tras una respiración tierra-cielo-tierra.

Como una espiral: kati chakrasana (variante)

Torsión dinámica para liberar las tensiones en la espalda

Las posturas de torsión permiten atravesar las situaciones complicadas. Este ejercicio también refuerza la cintura, la espalda y las caderas, relaja la rigidez vertebral y permite conseguir una cintura de avispa.

¿Cómo hacerlo?

Posición inicial: de pie, con los brazos a lo largo del cuerpo, la pelvis en posición neutra, los pies separados un metro. Puede encadenar las 4 posiciones sin salir de la dinámica del movimiento.

Manteniendo la pelvis de frente y la columna recta, como un eje entre el cielo y la tierra, haga un movimiento de hombros para llevar a rotación el busto. Los brazos quedan libres y siguen el movimiento. Chasquee las manos en la espalda para activar la circulación de energía a nivel de los riñones. Repita el movimiento 12 veces.

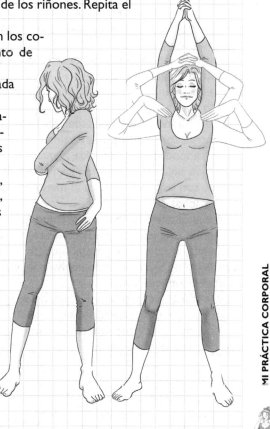

Coloque luego sus manos sobre los hombros, con los codos a la altura dc los hombros: es el movimiento de rotación de los codos lo que mueve el busto.
Repita 12 veces el movimiento de torsión de cada lado.
Entrelace los dedos y ponga las manos sobre la cabeza, abra bien los codos. Los hombros y los codos provocan la torsión del busto. Continúe los movimientos de rotación 12 veces.
Coloque ahora las manos en posición de satkryia, con los brazos extendidos encima de la cabeza, con los dedos enlazados y los índices extendidos y juntos hacia el cielo, luego ejecute 12 torsiones (la cabeza puede quedarse de frente para no perder el equilibrio).
Efectúe la respiración del fuego, inspirando a la izquierda y espirando a la derecha.
Para terminar, haga el satkryia con los brazos estirados encima de la cabeza.

¿Cuándo practicarlo?

Lo mejor es por la mañana, en ayunas, al comienzo de la sesión, después del ejercicio «como una serpiente», cuando necesite aflojar la espalda o antes de la comida para estimular la digestión.

Como una rana: el despegue de namaskara

La apertura y la estabilidad de la pelvis

Este ejercicio hace trabajar casi todo el cuerpo. Primero, es exigente para los tobillos, las rodillas y las caderas. Estimula los órganos internos, abre la pelvis y aumenta la tonicidad de las piernas, de la espalda y de los hombros. Es un ejercicio cercano al suelo gracias a la posición en cuclillas, es decir muy estable, y muy aéreo gracias al despliegue de los brazos, como las alas de un pájaro. Involucra toda la columna vertebral en todos los ejes del espacio.

¿Cómo hacerlo?

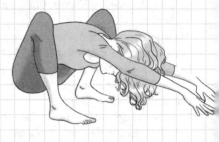

Posición inicial: en cuclillas, los pies separados a la distancia de los hombros. Si sus talones no tocan el suelo, quédese sobre la punta de los pies o instale un soporte bajo los talones para estar en equilibrio y en una posición confortable. Ponga las manos en el suelo, los dedos enfrentados, como una rana.

Inspire levantando el brazo derecho hacia el cielo, espire cuando lo traiga al centro.

Inspire levantando el brazo izquierdo hacia el cielo y espire cuando vuelva al centro.

Inspire estirando los brazos delante suyo, estire el sacro hacia atrás, con la pelvis antevertida.

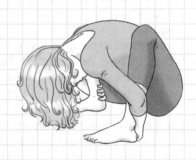

Espire redondeando la espalda al máximo, como si se enrollara en una bola, con la pelvis retrovertida. Atrape sus talones con las manos, recoja el mentón y vacíe al máximo los pulmones.

Inspire al desenrollar la espalda, coloque los codos al interior de las rodillas, las manos como si rezara, la espalda lo más recta posible, y luego empuje sobre las rodillas para abrir la pelvis. Espire cuando vuelva a la posición inicial.

Repita el ejercicio 5 veces.

Para terminar, siéntese en el suelo, despliegue sus piernas, luego estírese un momento y saboree sus sensaciones....

Si tiene ganas de hacer otros movimientos, deje que su cuerpo se relaje libremente.

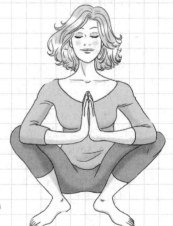

¿Cuándo hacerlo?

Lo mejor es por la mañana, en ayunas, después del ejercicio «como una serpiente».

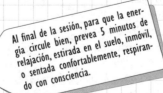

Al final de la sesión, para que la energía circule bien, prevea 5 minutos de relajación, estirada en el suelo, inmóvil, o sentada confortablemente, respirando con consciencia.

Mi programa de yoga para ir más lejos aún

Gracias a los ejercicios propuestos en las páginas precedentes, usted sabe liberar su cuerpo o bien porque usted hace regularmente una actividad deportiva: gracias al nuevo programa que abordaremos en estas páginas, puede profundizar en su práctica del yoga.

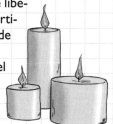

Según su forma física, puede utilizar los ejercicios que proponemos en el capítulo anterior como un calentamiento. Si está muy en forma, el «saludo al sol» puede constituir la apertura de una sesión de yoga, realizada tras algunas respiraciones tierra-cielo-tierra para aguzar sus sentidos.

El saludo al sol: surya namaskar (variante)

Esta variante del saludo al sol es un excelente encadenamiento para suavizar las articulaciones y todos los músculos del cuerpo así como estimular las vísceras.

¿Cómo hacerlo?

❶ Posición inicial: de pie, con la espalda recta, la pelvis en posición neutra, los pies juntos o ligeramente separados para sentirse cómoda, las manos unidas a nivel del pecho. Realice algunas respiraciones completas en esta postura para entrar en el ejercicio. ¡Relaje los hombros y la mandíbula!

❷ Inspire, como en el ejercicio de la serpiente, estire los brazos hacia el cielo: la parte delantera de su cuerpo estirada, la pelvis retrovertida, las manos siempre unidas.

❸ Espire y arquee la parte de debajo de la espalda para llevar el busto hacia los muslos, relaje ligeramente las rodillas para liberar las tensiones detrás de los muslos, relaje la cabeza y los brazos.

❹ Inspire en la «postura de la silla»: las rodillas dobladas, la pelvis introvertida, los muslos casi paralelos al suelo, los brazos estirados encima de la cabeza, la espalda recta.

❺ Espire alargando las piernas, entrelace los dedos en la espalda y levante las manos hacia el cielo, relaje el busto y la cabeza hacia abajo. Mantenga las rodillas dobladas para que las piernas no tironeen.

❻ Relaje las manos e inspire estirando el rostro hacia el cielo, la espalda muy estirada, la pelvis antevertida, las rodillas ligeramente plegadas, las manos en los tobillos o los muslos según su grado de flexibilidad. Espire, plegada en dos, relajando la cabeza, los hombros y la mandíbula.

❼ Inspire en la posición de semiplancha, estirando la pierna izquierda hacia atrás y plegando la pierna derecha 90 grados. La rodilla debe estar encima del tobillo, las manos estiradas en el suelo, la espalda lo más recta posible y la mirada proyectada hacia delante, como un corredor en el punto de partida.

MI PRÁCTICA CORPORAL

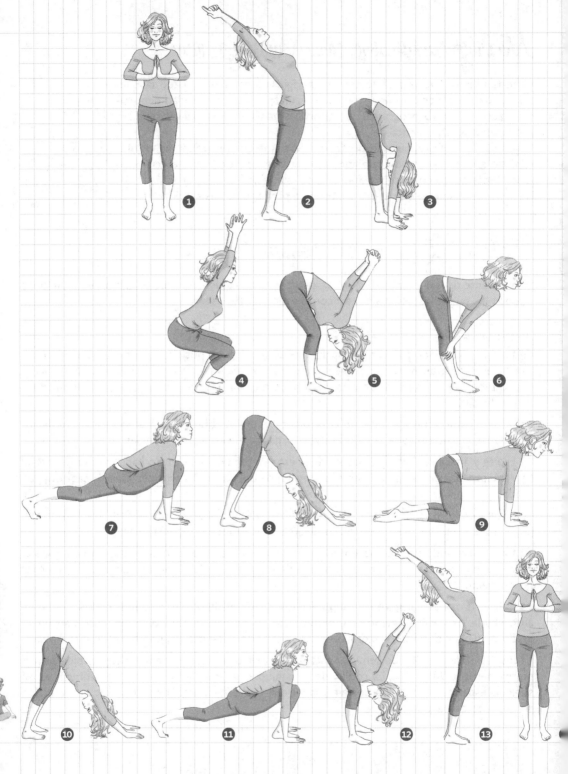

8 Espire en la «postura del perro», la cabeza hacia abajo, trayendo el pie derecho al lado del pie izquierdo, con los brazos y las piernas estiradas, como una pirámide. Doble las rodillas, más vale una ligera anteversión de la pelvis con las rodillas plegadas que la espalda redonda con las piernas extendidas. ¡Relaje la cabeza!

9 Inspire en la «postura del gato» alzándose sobre la punta de los pies y posando las rodillas en el suelo. Allí, haga varias respiraciones y mueva libremente su columna en todos los sentidos. ¡Libere al felino que vive dentro de usted! Inspire volviendo a poner la espalda apoyada.

10 Espire haciendo el perro, con la cabeza hacia abajo.

11 Inspire en posición de semiplancha, llevando el pie izquierdo hacia delante. Puede ayudarse cogiéndose el tobillo.

12 Espire en «pinza de pie», trayendo el pie derecho al lado del izquierdo.

13 Inspire como para la serpiente: coloque la pelvis en anteversión, para remontar el busto y estire los brazos hacia el cielo.

14 Espire mientras vuelve a la posición inicial.

¿Cuándo hacerlo?

Este saludo puede practicarse con una rapidez diferente según el objetivo que se busca.

En un primer tiempo, practíquelo lentamente y poniendo atención a este saludo todas las mañanas, durante 15 días, 2 veces de cada lado, para descubrir e integrar las posturas.

Cuando haya comprendido bien los asanas, puede acelerar el ritmo. En ese caso, practique dos saludos lentos, luego uno más rápido durante 15 días.

Cuando se sienta muy cómoda en el encadenamiento de las posturas, comenzando con cualquiera de los calentamientos, practique este ejercicio todos los días.

En caso de cansancio pasajero, en cualquier momento del día, la práctica del saludo al sol le devolverá el tono físico y mental perdido. En cualquier caso, evite esta práctica a la noche porque le impediría dormir.

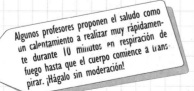

Algunos profesores proponen el saludo como un calentamiento a realizar muy rápidamente durante 10 minutos en respiración de fuego hasta que el cuerpo comience a transpirar. ¡Hágalo sin moderación!

El encadenamiento de los movimientos hace circular la energía en su cuerpo. Haga este saludo como una danza, aprópiese de la gestualidad y del placer que le produzca.

MI PRÁCTICA CORPORAL

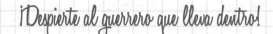

¡Despierte al guerrero que lleva dentro!

La postura del guerrero (o virabhadrasana) actúa seriamente sobre las piernas: de esta forma aumenta el reforzamiento muscular y se aúna con la tierra, densa, estable y sólida. La búsqueda del equilibrio necesario para el perfecto mantenimiento de esta postura fortifica el centro de gravedad del cuerpo, por eso es también una posición de «centrado». Como también estimula el piso pélvico, activa las fuerzas de acción y de concretización de quien lo practica.

¿Cómo hacerlo?

Posición inicial: de pie, la pelvis en posición neutra, los brazos a lo largo del cuerpo, las palmas de las manos hacia delante. Realice algunas respiraciones completas para prepararse.

Inspire mientras lleva las manos a la cintura y lanzando la pierna izquierda extendida hacia atrás. Coloque el pie en el suelo a 45 grados, si su rodilla izquierda lo soporta. La rodilla derecha debe encontrarse muy por encima del tobillo derecho.

Espire trayendo las manos juntas frente al corazón. Las manos deben estar en posición satkryia.

Estire los brazos encima de la cabeza al inspirar, lleve las manos lo más abajo posible hacia el pubis en la espiración. Repita el movimiento 12 veces, con la mirada fija en un punto delante suyo, con la respiración del fuego. Luego, practique el satkryia, estirando los brazos hacia el cielo.

> Si el talón de atrás no llega a posarse en el suelo, reduzca el espacio entre los pies.

Luego, mientras lleva los brazos hacia la cintura, gire sobre los pies y realice la postura del otro lado. Para terminar, vuelva a la posición inicial y observe los efectos de esta postura. ¡Si aparecen movimientos automáticos, realícelos!

> En el ejercicio propuesto, puede invertir la respiración, inspirando hacia abajo por ejemplo y espirando hacia arriba. Explore y descubra nuevas sensaciones. El yoga es un arte vivo y cada practicante participa en su evolución.

¿Cuándo hacerlo?

La posición del guerrero activa el fuego interior y la energía de la acción, por eso es preferible hacerlo por la mañana, en ayunas. También puede servirle para estimularla en caso de pérdida de motivación. Practicado como una «cura», 5 minutos por día, hasta que su energía cambie, la sostendrá en el cumplimiento de sus proyectos y sus acciones. ¡Inténtelo! Es muy eficaz y le será útil todos los días.

¡Haga circular la energía en su cuerpo!

Este ejercicio permite hacer un balance sobre sí mismo y desarrollar su conciencia de los chakras. Su movimiento masajea las vísceras y activa la circulación de la energía por todos los nadis. También permite dirigir la energía a la columna vertebral. Cuando la intención viene de arriba y baja a la tierra se abre la puerta de la inspiración; en cambio cuando se dirige la intención de la tierra hacia el cielo, se activan las fuerzas de la acción y de concretización en la materia.

¿Cómo hacerlo?

Posición inicial: sentada con las piernas cruzadas, la espalda recta, la pelvis libre, las manos sobre las rodillas.

Imagine un eje, como un palo a lo largo de su columna vertebral. A lo largo de ese eje, se encuentran siete anillos de oro, uno a nivel de cada chakra. El anillo de abajo y el de arriba son pequeños y están fijados al palo como la madera del arco atada a la cuerda. Luego, el tamaño de los anillos es cada vez más grande y el anillo del corazón es el más ancho.

Comience por rotar su perineo, imaginando que su primer anillo, muy pequeño, en la base de la columna, da vueltas sobre el palo. El movimiento es pequeño ya que la pelvis está apoyada sobre el suelo.

A continuación, rote la parte inferior del abdomen, imaginando que el segundo anillo, por debajo del ombligo, comienza a girar.

Continúe hasta la cima del cráneo. Vigile para que este último quede en el eje de la pelvis, con un pequeño movimiento, para que la cabeza quede alineada.

Practique entonces la respiración del fuego, inspirando cuando el busto se abre hacia delante, espirando cuando la espalda se enrosca.

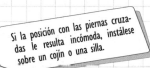
Si la posición con las piernas cruzadas le resulta incómoda, instálese sobre un cojín o una silla.

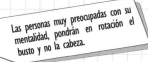
Las personas muy preocupadas con su mentalidad, pondrán en rotación el busto y no la cabeza.

MI PRÁCTICA CORPORAL

Separe ligeramente las manos de las rodillas y deje que los brazos se muevan espontáneamente si se presentan algunos movimientos.

Piense en la intención de cambiar el sentido de rotación y deje actuar.

Para terminar, cese cualquier movimiento y practique el satkryia estirando los brazos por encima de la cabeza, luego vuelva a la posición inicial.

Practique ahora el mismo ejercicio partiendo desde el cráneo para dirigir el movimiento hacia abajo. También puede realizar este ejercicio de pie. En ese caso, los puntos fijos de la «cuerda del arco», los anillos más pequeños serán los pies y la cima del cráneo.

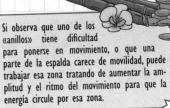

Si observa que uno de los «anillos» tiene dificultad para ponerse en movimiento, o que una parte de la espalda carece de movilidad, puede trabajar esa zona tratando de aumentar la amplitud y el ritmo del movimiento para que la energía circule por esa zona.

¿Cuándo hacerlo?

Esta postura le permitirá centrarse y obtener rectitud, y puede practicarla en cualquier momento del día. Será eficaz para armonizarse interiormente, tras un momento de agitación o de una postura de yoga que la haya desestabilizado. Servirá para situarla en el eje de sí misma.

¡Cambie de punto de vista!

Llamada también la «vela» o «sarvangasana» es una postura invertida. Se considera una de las posturas mayores del yoga. Como nos pone con la cabeza «al revés», cambia los flujos energéticos, estimula la circulación de la sangre, masajea los órganos internos y estimula la tiroides… Por eso equilibra el funcionamiento de todo el sistema glandular del cuerpo. También ayuda a corregir los problemas psicológicos gracias al flujo sanguíneo que lleva a su cerebro.

Sea prudente si tiene problemas cervicales, hipertensión o problemas cardiacos.

Por el contrario, si tiene problemas amorosos, no se prive de utilizarla: ¡la ayudará a ver el mundo de otra manera!

¿Cómo hacerla?

Posición inicial: estirada en el suelo, con los brazos a lo largo del cuerpo. Respirando naturalmente, sírvase de sus brazos para levantar el busto, con las piernas plegadas y las rodillas hacia delante. Pliegue los codos y ayúdese con las manos para sostener su espalda y colocarla recta, perpendicular al suelo, y luego despliegue sus piernas a la vertical.

Realice la respiración del fuego, 12 veces seguidas.

Para terminar, practique el satkryia en la misma postura, sin mover las manos y luego «enrolle» la espalda. Coloque sus rodillas en la frente, coloque los brazos sobre el suelo y desenrolle su espalda suavemente sobre el suelo contrayendo los abdominales, replegando los brazos y metiendo el mentón en la garganta para recuperar la postura inicial.

¿Cuándo practicarla?

Como esta postura invierte las vísceras, se aconseja practicarla con el vientre vacío. Generalmente se realiza al final de una sesión de yoga.

Si usted se siente bien después de 12 respiraciones del fuego, puede continuar algunos minutos más, quizás con respiración completa.

Si tiene una salud media, practique esta postura 3 minutos durante 15 días.

Si le resulta agradable, quédese 5 minutos en la misma posición.

Los practicantes muy avanzados pueden quedarse 15 minutos en la posición.

> Si esta postura le parece demasiado exigente, practíquela contra una pared con un cojín bajo la pelvis, para que el ombligo quede más alto que el paladar.

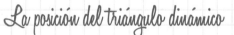

La posición del triángulo dinámico

Se trata de una variante de la postura del triángulo (trikonasana) que permite invertir el eje tierra-cielo y acceder a zonas diferentes de uno. Como masajea los órganos internos, esta postura estimula suavemente el sistema nervioso y el apetito. Está particularmente recomendado para quienes sufren depresión nerviosa y ¡facilita la digestión de los alimentos y las emociones!

¿Cómo hacerla?

Posición inicial: de pie, con los pies separados aproximadamente un metro.

Inspire poniendo las manos en las caderas y estirándose.

Espire, como con la serpiente, bajando el busto a la horizontal por el impulso de la pelvis en anteversión. Busto y muslos forman un ángulo recto. Si la parte de atrás de las rodillas está muy tensa, doble las rodillas.

Inspire y haga girar el tronco, luego ponga la mano derecha sobre el pie izquierdo y alargue el brazo izquierdo, la mano y los dedos hacia el cielo.

Espire girando el tronco del otro lado para poner la mano izquierda sobre el pie derecho estirando el brazo izquierdo en vertical.

Repita 5 veces el ejercicio de cada lado efectuando la respiración del fuego.

Para terminar, traiga nuevamente las manos hacia la cintura y enderece el busto desenrollando la espalda con precaución.

> Si este movimiento le resulta demasiado exigente, puede hacer una pausa en medio de la rotación, dejando el busto y los brazos en el centro. En ese caso, inspire abriendo los brazos y espire en el centro.

Practique el satkryia con los brazos estirados encima de la cabeza.
Junte los pies cuando vuelva a la posición inicial y observe sus impresiones.
Si aparece un movimiento automático, hágalo sin problemas.

¿Cuándo hacerla?

Postura para practicar en ayunas o con el vientre vacío, cuando necesite poner en acción algunos pensamientos. Como es muy dinámica, esta postura debe practicarse en medio de la sesión de yoga.

Amplíe su visión

Esta postura tiene dos polaridades: una que llama a la energía y otra que la concentra. El movimiento de «apertura» permite abrir perspectivas cuando se carece de horizontes.
El movimiento de «concentración» permite centrarse, reúne y moviliza la energía hacia el objetivo buscado, para poner en práctica un proyecto, una acción.
En el plano físico, gracias a esta postura se reforzarán los brazos y los hombros, así como la visión periférica del ojo.

¿Cómo hacerla?

Posición inicial: sentada, la espalda recta, la pelvis libre, las manos en las rodillas. La mirada fija al frente. Lleve las manos a la altura de las orejas, con las palmas vueltas hacia delante, los brazos paralelos al suelo.

¿Cómo hacer la «apertura»?

Como si dibujara los escalones de una escalera con sus manos, desplácelas en un eje que parte de las orejas, en diagonal, hasta que los brazos extendidos formen un ángulo de 90 grados.
Devuelva las manos a las orejas formando un arco del círculo por detrás.
Repita el movimiento 12 veces usando la respiración del fuego.
Para terminar, haga el satkryia con los brazos abiertos hacia delante, para acoger una nueva visión de las cosas.

¿Cuándo hacerla?

En cualquier momento del día, cuando sienta la necesidad de ampliar su visión de los acontecimientos o cuando se sienta bloqueada en una situación o modo de pensar.
En «cura», para paliar cierta estrechez de espíritu, realice este ejercicio 5 minutos por día, por la mañana, durante 21 días o hasta que sus efectos se hagan sentir.

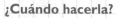

MI PRÁCTICA CORPORAL

Cuando observe modificaciones continúe practicando regularmente el ejercicio, 2 o 3 veces por semana, para que el nuevo estado tenga tiempo para instalarse profundamente en su cuerpo.

¿Cómo practicar la «concentración»?

Modifique a la inversa la apertura colocando los brazos extendidos y separados a 90 grados y lleve las manos a las orejas formando los escalones.

Las manos vuelven hacia las orejas formando un círculo de atrás hacia delante.

Para terminar, haga el satkryia con las manos frente a las orejas como para encerrar la cabeza.

¿Cuándo hacerla?

En cualquier momento del día, cuando sienta la necesidad de canalizar sus pensamientos hacia un punto preciso.

En «cura» para evitar la dispersión mental, realice estos ejercicios 5 minutos por día, por la mañana, durante 21 días hasta que sienta sus efectos.

Cuando observe modificaciones, continúe el ejercicio regularmente, 2 o 3 veces por semana, para que ese nuevo estado tenga el tiempo de instalarse profundamente.

Me «reúno» conmigo misma y me centro

En los momentos en los que la mente se agita y se pierde pie, el yoga puede sernos de gran ayuda. La respiración «tierra-cielo-tierra» tiene la virtud de centrar, igual que el ejercicio de concentración descrito en la página precedente. Las posturas de equilibrio crean la estabilidad y el «anclaje».

La postura del águila (o garudhasana) es una postura de equilibrio que armoniza las polaridades sincronizando los dos lóbulos del cerebro, tonifica los brazos, las piernas y los tobillos, relaja los hombros y desarrolla el sentido del equilibrio. ¡Nada menos!

¿Cómo hacerla?

Posición inicial: de pie, con los hombros relajados, la nuca estirada, los pies bien plantados en el suelo. Haga algunas respiraciones para prepararse y elija un punto delante suyo para fijar su mirada y poder mantener el equilibrio.

Enrosque la pierna derecha alrededor de la pierna izquierda haciendo pasar el muslo derecho delante del muslo izquierdo y el pie derecho detrás de la pantorrilla izquierda. Cruce los brazos por delante, con las palmas de las manos hacia arriba, brazo derecho por encima.

No tenga miedo, ¡manténgase concentrada, lo conseguirá!

Luego, pliegue los codos enrollando el brazo derecho alrededor del brazo izquierdo hasta que las palmas de las manos queden en contacto, formando así el pico del águila. Coloque la punta del dedo pulgar entre las cejas.

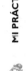

MI PRÁCTICA CORPORAL

Doble la rodilla izquierda para encontrar su estabilidad, anclándose en el suelo.

Apriete una pierna contra la otra para concentrar la energía en la zona del perineo.

Haga la respiración del fuego 12 veces seguidas.

Para terminar, haga el satkryia en la misma posición, luego desprenda sus miembros, abra los brazos como un pájaro que vuela, deje que los movimientos automáticos aparezcan y recupere la posición inicial. Procúrese unos instantes de observación y de respiración consciente, antes de practicar la misma postura del otro lado.

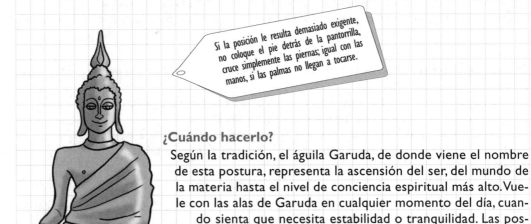

Si la posición le resulta demasiado exigente, no coloque el pie detrás de la pantorrilla, cruce simplemente las piernas; igual con las manos, si las palmas no llegan a tocarse.

¿Cuándo hacerlo?

Según la tradición, el águila Garuda, de donde viene el nombre de esta postura, representa la ascensión del ser, del mundo de la materia hasta el nivel de conciencia espiritual más alto. Vuele con las alas de Garuda en cualquier momento del día, cuando sienta que necesita estabilidad o tranquilidad. Las posturas de equilibrio se realizan en general al final de la sesión de yoga para equilibrar bien las polaridades.

Practique en el despacho a hurtadillas

Si pasa todo el día en su despacho, delante del ordenador, ¡su cuerpo reclama un poco de movimiento! He aquí algunos ejercicios discretos adaptados a la vida de los despachos.

El yoga de los ojos

Usted tiene los ojos cansados por su jornada ante la pantalla, siente que su visión baja o le duele la cabeza. Los ejercicios que siguen representan una base para mantener la salud general de los ojos. Esta forma de yoga puede curar la mayoría de los problemas oculares, que sean de orden muscular u óptico, a condición de realizarlos regularmente y con perseverancia.

¿Cuándo hacerlo?

Para un mantenimiento general de prevención de los problemas oculares realice estos ejercicios 2 veces por día, 3 veces por semana, con varias horas de intervalo (por ejemplo, a mediodía, durante la pausa y luego por la noche antes de irse del trabajo y de llegar a su casa). ¡Evite realizarlos si conduce un coche! Haga estos ejercicios seguidos. Insista en alguno de ellos si le causa problemas, sin forzar, pero con perseverancia.

> Trate de cerrar los ojos durante 10 segundos después de cada ejercicio.

La visión lateral

Ideal si sus ojos se entumecen o se fatigan.

¿Cómo hacerlo?

Sentada en su mesa, elija dos referencias visuales inmóviles (mejor un florero que un colega, digamos), uno a su derecha y otro a su izquierda. Sin mover la cabeza, como un espía, dirija su mirada alternativamente a sus referencias 12 veces de cada lado. Agárrese al sillón, porque podría sentir mareos. Cierre luego los ojos para descansarlos.

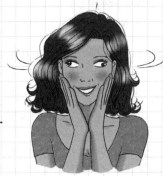

La visión lateral y centrada

Muy útil si siente que sus ojos pierden movilidad.

¿Cómo hacerlo?

Es el mismo ejercicio que el anterior pero deberá detenerse en el centro y luego mirar la punta de su nariz. Fije sus referencias a la derecha y a la izquierda, fije la mirada en la referencia izquierda, luego la punta de su nariz. Fije la mirada en la referencia derecha, luego la punta de su nariz y continúe así.
Practique 12 veces de cada lado, luego cierre los ojos algunos segundos.

La visión giratoria

Ideal si siente su mirada cansada y pesada.

¿Cómo hacerlo?

Dibuje dos círculos lo más grandes posibles con sus ojos, sin mover la cabeza: 12 vueltas en un sentido y luego 12 vueltas en el otro. Cierre los ojos 30 segundos y repose.

La visión próxima y lejana

Ideal si siente que le cuesta discernir los objetos que se encuentran a diferentes distancias.

¿Cómo hacerlo?

Elija dos objetos situados enfrente de usted. El primero a 50 centímetros y el segundo a 3 o 4 metros. Dirija la mirada hacia la punta de su nariz, luego hacia el primer objeto, después hacia el segundo y vuelva al primero. Finalmente regrese con la mirada a la punta de su nariz. Repita el ejercicio 12 veces, luego cierre los ojos y descanse.

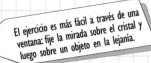

El ejercicio es más fácil a través de una ventana: fije la mirada sobre el cristal y luego sobre un objeto en la lejanía.

Ejercicio de contracción y distensión

Ideal para relajar todas sus tensiones en 2 minutos, este ejercicio puede hacerse sentada en su silla, o de pie, escondida detrás de la máquina del café. Es muy eficaz para calmar los nervios después de un conflicto.

¿Cómo hacerlo?

Inspirando por la nariz, contraiga todos los músculos de su cuerpo lo más posible hasta sentir un temblor, luego relaje todo espirando por la boca (póngase roja sacando la lengua si lo consigue). Repita el ejercicio 5 veces.

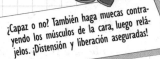

¿Capaz o no? También haga muecas contrayendo los músculos de la cara, luego aréjelos. ¡Distensión y liberación aseguradas!

¿Cuándo practicarlo?

Por la mañana cuando se despierta o bien antes de comenzar su sesión de yoga o incluso al final (antes de la relajación).
Después de un ataque de nervios para eliminar los residuos del estrés o antes de un acontecimiento que la inquieta, para descargar sus tensiones.
Y también antes de dormir, para relajarse.

La serpiente en la silla

¿Tiene los ojos irritados porque se pasa horas delante de la pantalla, la espalda destrozada y siente una necesidad terrible de moverse? Practique este ejercicio en cuanto pueda para relajar su columna y eliminar las toxinas que se instalan en sus músculos.

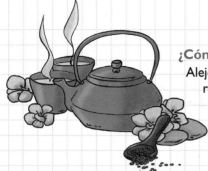

¿Cómo hacerlo?

Aleje la silla de su mesa, siéntese y ponga las manos sobre las rodillas muy separadas. Eche su pelvis en anteversión y lleve el busto hacia abajo, arqueando por completo todos los puntos de su espalda. Al final del movimiento, deje que su cabeza cuelgue entre sus pies y respire ampliamente una vez. Para subir, gire su pelvis en posición retrovertida y suba el busto «desenrollando» su espalda, vértebra tras vértebra, dejando la cabeza y los hombros pesados hasta que vuelvan a posicionarse en el alineamiento de la columna vertebral.
Repita el ejercicio al menos 5 veces.

¿Cuándo hacerlo?

En cualquier momento del día: evitará este ejercicio si acaba de comer o de beber un café.

La torsión en la silla

Ideal para limpiar el sistema nervioso y remediar los problemas de espalda, ¡esta postura se practica sin moderación!

¿Cómo hacerlo?

Siéntese en el fondo de su silla. Al inspirar, pase su brazo derecho por encima del respaldo, si fuera demasiado alto, deslice su brazo derecho sobre el borde izquierdo por atrás. Ponga su mano izquierda en el apoyabrazos derecho o en el exterior de su muslo derecho. Espire moviendo ligeramente la nalga derecha y coloque toda su columna vertebral en torsión, siguiendo el movimiento. Gire bien la cabeza y dirija su mirada hacia la derecha.
Realice 5 respiraciones completas en la postura y vuelva al inicio suavemente.
Cierre los ojos y obsérvese un instante antes de repetir la torsión del otro lado.

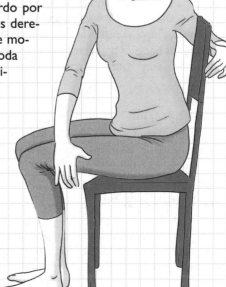

¿Cuándo hacerlo?

En cualquier momento del día, ¡salvo si tiene la panza llena!

El yoga para mujeres embarazadas

Para preparar el parto, los ejercicios de apertura de la pelvis están adaptados para las mujeres embarazadas. Los ejercicios que siguen pueden ser realizados por cualquiera, incluso si no está embarazada. Estimulan los riñones y flexibilizan la pelvis.

La mariposa

Esta postura permite separar los huesos de la pelvis. Si la practica con regularidad ganará en flexibilidad y facilitará el paso del bebé durante el parto.

¿Cómo hacerla?

Posición inicial: sentada en el suelo, con las rodillas plegadas, las manos bajo las rodillas, los pies uno contra el otro. Deje caer las rodillas de un lado y otro, las plantas del pie se pondrán en contacto.
Con las manos en las rodillas, haga girar su pelvis de delante hacia atrás. Deje que la columna siga el movimiento hasta la cima del cráneo, que se mantiene en un eje fijo.
Realice la respiración del fuego inspirando cuando el corazón se echa hacia delante y espirando cuando la espalda se arquea hacia atrás.
Repita el movimiento 12 veces seguidas.
Para terminar, haga el satkryia poniendo las manos sobre el vientre y enviando su amor y sus intenciones al bebé. Suba ligeramente las rodillas y relájese en posición cómoda.
El ejercicio puede realizarse con las piernas extendidas, lo que permite estirar muchos otros músculos.

¿Cuándo hacerlo?

En cualquier momento del día. Si esta posición le resulta cómoda, una lo útil a lo agradable instalándose en un sillón mientras conversa con sus amigos o lee este pequeño Cuaderno…

El estiramiento de los flancos

Hacia el final del embarazo, las mujere encintas sienten a veces la sensación de ahogarse. Un simple estiramiento de los flancos puede abrir la caja torácica y crear un poco más de espacio para el bebé y el diafragma de la mamá.

¿Cómo hacerlo?

Posición inicial: sentada con las piernas cruzadas, la pelvis libre, las manos sobre el suelo.

Inspire, extienda el brazo izquierdo hacia el cielo e incline el busto hacia la derecha apoyándose ligeramente sobre la mano que queda en el suelo. Espire volviendo al centro, con las dos manos en el suelo, luego inclínese del otro lado.

Repita el movimiento 5 veces de cada lado.

Para terminar, mantenga la espalda recta, los manos sobre el vientre y realice algunas respiraciones completas. Observe sus sensaciones y las reacciones de su bebé.

¿Cuándo hacerlo?

En cualquier momento del día. Este ejercicio está particularmente recomendado antes de hacer los ejercicios respiratorios o si tiene una sensación de ahogo.

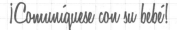

¡Comuníquese con su bebé!

Con este ejercicio, puede dirigir su atención y su energía hacia su bebé. Con una simple aposición de las manos y un trabajo de concentración, le será posible comunicarse con él.

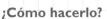

Usted puede utilizar esta visualización para dinamizar un órgano o una parte herida de su cuerpo.

¿Cómo hacerlo?

Instálese en una postura sentada cómoda. Coloque las manos sobre su vientre.

Cierre los ojos y visualice una bola de luz dorada encima de su cabeza, como un sol. Inspire y visualice un rayo de luz que baja desde el sol hacia la cima de su cabeza, luego a su nuca, sus brazos y sus manos. Espire y envíe la luz hacia su vientre.

Practique esta meditación durante 5 minutos. Puede hablarle a su bebé con palabras, colores o formas visualizándolas o formulándolas mentalmente. Cuando haya terminado, tómese un tiempo, con las manos puestas sobre el vientre, para recibir a su vez los mensajes del bebé…

¿Cuándo hacerlo?

En cualquier momento del día, en un momento de calma. Si el futuro papá lo desea, él también puede realizar este ejercicio, solo o al mismo tiempo que usted.

MI PRÁCTICA CORPORAL

Relajación profunda con el yoga yin

En los ejercicios que siguen, se invita a una relajación profunda. Reúna algunos almohadones o mantas, un minutero
e instálese en un lugar cómodo. Puede poner una música
suave y tamizar el ambiente… ¡el viaje va a comenzar!

Para las posturas del yin yoga no dude en
tomarse el tiempo de poner todo en su
lugar y ajustar su postura con soportes
cómodos para no tener que hacerlo durante el ejercicio.

La pinza

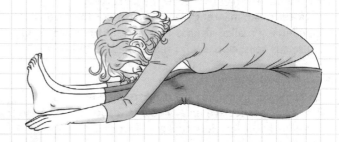

La posición de pinza pone toda
la parte de atrás del cuerpo en
estiramiento y relaja las tensiones físicas y emocionales.

¿Cómo hacerlo?

Posición inicial: sentada con las piernas estiradas delante. Para tener la pelvis libre o si siente
sus músculos isquiotibiales muy tensos, siéntese sobre un cojín o doble las rodillas.
Estire bien la parte inferior de la espalda para inclinarse hacia delante. Cuando llegue al máximo del estiramiento manteniendo la espalda recta, deje que la parte de arriba de la espalda se
redondee y la gravedad la ayude a relajarse en esta posición.

Para estar bien cómoda en esta postura,
puede deslizar soportes bajo las rodillas,
entre el vientre y los muslos o mantener la
cabeza entre sus manos.

Quédese 5 minutos sin moverse.
Para terminar, mantenga la cabeza echada y los ojos
cerrados, ponga las manos en el suelo para levantar el
busto, ayudándose con los brazos y luego estírese lentamente sobre el suelo.

¿Cuándo hacerlo?

En ayunas o con el vientre vacío, puede hacer este ejercicio en cualquier momento, especialmente para favorecer la calma y la introspección. Evítelo si padece ciática.

Apertura del corazón como una mariposa

Esta posición abre las caderas, el corazón y los hombros, desarrolla la amabilidad y la dulzura en sí.
Estimula el cuerpo y ayuda a abrirse a las potencialidades de la vida. Estimula casi todos los meridianos, lo que la transforma en una de las posturas más completas del yin yoga. Se puede practicar sin
moderación, teniendo cuidado de poner la pelvis en retroversión y la nuca en posición cómoda.

¿Cómo hacer?

Posición inicial: sentada en el suelo, en posición de mariposa, las plantas de los pies en contacto, las rodillas hacia el exterior.

Coloque una almohada o una toalla enrollada a través de su espalda a la altura del pecho. Estírese sobre la espalda sobre ese soporte. Coloque los brazos en cruz por encima de la cabeza.

Quédese 5 minutos en esta postura, respirando ampliamente.

Para terminar, junte las rodillas, gire de costado y retire el soporte de su espalda. Estírese luego un minuto y observe sus sensaciones.

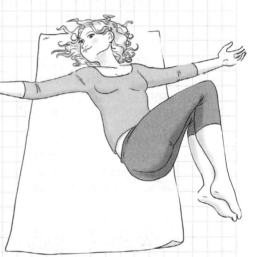

En esta postura tiene que poder respirar y tragar cómodamente. Si no fuera así, coloque un soporte bajo la cabeza. También puede colocar unos almohadones bajo las rodillas para evitar cualquier dolor en las aperturas de caderas.

¿Cuándo hacerlo?

Esta posición le dará confort y placer al despertarse, para abrirse a las oportunidades del día. Por la noche, la ayudará a relajarse de las tensiones del día.

Torsión

La posición de torsión estira toda la columna vertebral y permite su rotación. Relaja el espíritu y abre el corazón. Estimula el meridiano de la vesícula biliar y todos los meridianos del torso.

¿Cómo hacerla?

Posición inicial: estirada sobre la espalda, con las piernas extendidas, los brazos a lo largo del cuerpo. Doble las rodillas sobre el pecho y coloque los brazos en cruz.

Lleve las rodillas hacia la derecha y gire la cabeza a la izquierda, si le resulta confortable para sus cervicales.

Para ajustar esta postura, coloque almohadones debajo o entre sus rodillas o bajo sus brazos abiertos.

Para terminar, lleve la cabeza y las rodillas hacia el centro, y estírese un minuto antes de instalarse del otro lado.

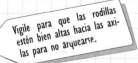

Vigile para que las rodillas estén bien altas hacia las axilas para no arquearse.

¿Cuándo hacerla?

La torsión es una posición «mágica» para distender la columna vertebral y el sistema nervioso. Practique con el vientre vacío o ligero, antes de levantarse por la mañana, antes de dormir por la noche, directamente bajo la manta o dispóngase a hacerlo al final de su sesión de yoga, justo antes de la relajación. Atención, como esta postura es muy agradable para la mayoría de la gente, se tiende a buscar un cierto desafío. No intente forzar el estiramiento en esta postura, porque será eficaz aun si no siente sensaciones fuertes en la espalda.

MI PRÁCTICA CORPORAL

La medialuna en el suelo

Esta posición estira todo un lado del cuerpo, abre la caja torácica y alivia los discos intervertebrales, así como los órganos internos. También aporta tranquilidad.

¿Cómo hacerla?

Posición inicial: estirada sobre la espalda, las piernas extendidas, los brazos a lo largo del cuerpo.

Estire los brazos encima de la cabeza, atrape su muñeca izquierda con la mano derecha.

Estírese hacia la derecha, tirando de su brazo izquierdo hacia la derecha.

Acerque su pierna derecha a su brazo derecho de manera que el cuerpo dibuje una curva como una media luna.

Cruce las piernas poniendo el tobillo izquierdo sobre el derecho.

Quédese inmóvil 5 minutos en esta postura.

Para terminar, descruce las piernas y suelte la muñeca, vuelva a la posición derecha y observe sus sensaciones durante un minuto antes de hacerlo del otro lado.

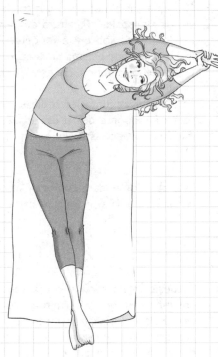

¿Cuándo hacerlo?

Es una posición que la ayudará a relajarse. Utilícela cuando tienda a «ovillarse» sobre sí misma (hágalo al final de la sesión y antes de la torsión).

Observe la sensación de asimetría en su cuerpo después de hacerlo del primer lado.

Secuencia «entre la espalda y la pared»

Siente las piernas agarrotadas como palos, la cabeza como un bombo y no tiene energía ni para moverse. En fin, se siente molida… ¡Es hora de hacer los 4 ejercicios que siguen para permitirle un poco de cambio!

Para los ejercicios siguientes necesitará una pared lisa de unos 2,5 metros.

Cuando tenga la espalda en el suelo, asegúrese que está bien derecha. La pared como soporte le proporcionará un cierto confort en la postura.

Precauciones para esta secuencia:
— No haga este ejercicio después de un esfuerzo violento (footing por ejemplo), espere 20 a 30 minutos para permitir que el cuerpo elimine las toxinas provocadas por el esfuerzo muscular.
— Evite estos ejercicios en caso de enfermedad de la sangre. Si duda, consulte con el médico.
— Respire con calma y ampliamente durante las posturas.
— Incorpórese con lentitud y precaución.

Si lo desea, puede encadenar todas las posturas, de lo contrario lea el recuadro («Para terminar el ejercicio») de la página 48.

El hecho de tener las piernas en el aire facilita la circulación venosa, aligera las piernas y exige al corazón un trabajo suplementario para enviar la sangre hasta los pies, porque no se beneficia de la gravedad. ¡Estos ejercicios son ideales para aflojarse sin esfuerzo, encontrar la ligereza y fortalecer su corazón!

Postura mágica antipiernas pesadas

Este ejercicio facilita la circulación venosa y pone en marcha el estancamiento sanguíneo de las piernas. Está particularmente recomendado a las personas que sufren de una sensación de «piernas pesadas» o a las que pasan horas caminando durante las rebajas (o que suelen esperar de pie).

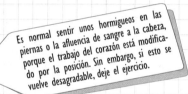

¿Cómo hacerlo?
Posición inicial: sentada de lado, pegada contra la pared. Gire de manera que ponga su espalda en el suelo y las piernas contra la pared.
Si las piernas se doblan a causa de sus isquiotibiales, abra el ángulo entre su busto y sus muslos.
Coloque luego los brazos en cruz.
Quédese en esta postura 5 minutos.

¿Cuándo hacerlo?
En cualquier momento del día, con el vientre ligero. Este ejercicio está especialmente recomendado después de un largo rato de pie o al final de una calurosa jornada de verano.

Es normal sentir unos hormigueos en las piernas o la afluencia de sangre a la cabeza, porque el trabajo del corazón está modificado por la posición. Sin embargo, si esto se vuelve desagradable, deje el ejercicio.

Split o apertura de piernas contra la pared, estirada de espaldas

Este ejercicio abre la pelvis y relaja los músculos de las piernas. Alienta la confianza en sí mismo y la suavidad, calma los miedos y la rabia y estimula los meridianos de los riñones y el hígado. Si mantiene la espalda en el suelo, esta posición cómoda asegura una espalda recta dejando que la gravedad actúa sobre usted.

¿Cómo hacerlo?
Posición inicial: en ángulo recto contra la pared. Abra simplemente las piernas y deje que la gravedad trabaje. Ponga una mano a cada lado de los muslos para sostenerlos y quédese así 5 minutos.

¿Cuándo hacerlo?
En cualquier momento del día, con el vientre ligero.

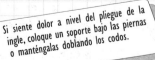

Si siente dolor a nivel del pliegue de la ingle, coloque un soporte bajo las piernas o manténgalas doblando los codos.

Posición de mariposa con las piernas en la pared

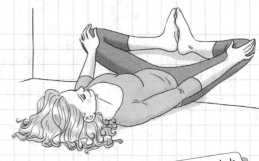

La posición de la mariposa abre la articulación coxofemoral. Si se practica con las piernas en la pared, relaja la parte inferior de la espalda y favorece la circulación de la sangre en los miembros inferiores.

¿Cómo hacerla?

Posición inicial: estirada sobre la espalda, con las piernas bien separadas contra la pared, como en la posición precedente. Mantenga la nuca bien estirada y la espalda también. Doble las rodillas para que las plantas de los pies queden en contacto. Trate de acercar sus rodillas a la pared y luego relájese en esta postura durante 5 minutos.

> Si siente dolor a nivel del pliegue de la ingle, coloque un soporte bajo las piernas o manténgalas doblando los codos.

¿Cuándo hacerlo?

En cualquier momento del día, si siente las piernas pesadas.

Torsión contra la pared

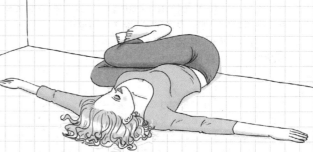

Las torsiones masajean las vísceras, calman el sistema nervioso y estiran los músculos a lo largo de la columna vertebral. Esta posición, gracias a la pared, garantiza una buena colocación de la espalda.

¿Cómo hacerla?

Posición inicial: vuelva a la posición mágica contra las piernas pesadas, con la espalda en el suelo, las piernas estiradas verticalmente contra la pared.
Doble las rodillas sobre el pecho poniendo las plantas de los pies contra la pared.
Coloque la pierna derecha, el tobillo y el pie sobre el suelo

> Si esta posición le incomoda la espalda, deslice el brazo por debajo de las rodillas.

manteniendo las plantas contra la pared. La pierna izquierda queda sobre la pierna derecha. Quédese en esta posición, relajando sus tensiones por completo durante 5 minutos. Luego, coloque sus rodillas sobre el pecho y quédese así un minuto antes de hacer la torsión hacia el otro lado.

¿Cuándo hacerlo?

Adosada o no a la pared, practique este ejercicio al despertarse, o bien en su cama, antes de dormir, respirando con amplitud. Evite hacerlo después de las comidas y consulte a su médico si tiene problemas de vértebras o de discos vertebrales.

> **Para terminar el ejercicio**
> Devuelva las rodillas al pecho y gire de lado para ponerse en la posición del loto. Mantenga la posición 1 a 2 minutos, luego siéntese lentamente, con la espalda contra la pared, y quédese algunos minutos más.

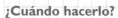

Capítulo 3

¡Soy zen!

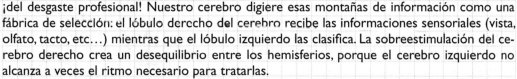

Usted vive a 100 por hora como todo el mundo, carece de tiempo
como todo el mundo y eso la enfurece como a todo el mundo.
Busca una solución… ¡y aquí está: aquí la tiene!
La actividad del cerebro está muy animada por informaciones
sensoriales de todo tipo: las numerosas estimulaciones sono-
ras y visuales (teléfono, televisión, paneles publicitarios, ruidos de la ciudad…) ponen su cerebro en ebullición y crean el
cortocircuito. Esta agitación es la causa del estrés, de la depresión y
¡del desgaste profesional! Nuestro cerebro digiere esas montañas de información como una
fábrica de selección: el lóbulo derecho del cerebro recibe las informaciones sensoriales (vista,
olfato, tacto, etc…) mientras que el lóbulo izquierdo las clasifica. La sobreestimulación del cerebro derecho crea un desequilibrio entre los hemisferios, porque el cerebro izquierdo no
alcanza a veces el ritmo necesario para tratarlas.
Imagine que usted está al final de una cinta mecánica de donde le llegan centenares de objetos
que debe meter en un baúl. ¿Cómo mantenerse zen ante ese flujo incesante de objetos, día tras
día? Hay una sola solución: limitar la cantidad de objetos que hay que ordenar y tener espacio
para ver más claro y recuperar las riendas de su propia vida.

En este capítulo, gracias a ejercicios simples de meditación, usted podrá comprender su manera de «pensar» y calmar el ritmo desenfrenado de su mente. En lugar de dejarlo todo para ir
a vivir al campo, diga primero stop al estrés. Haga balance, siéntese… Vamos a tratar de ir al
grano juntos…

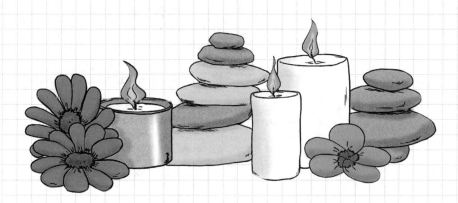

Test: veamos, ¿zen o no zen?

Su primer gesto cuando sale de la cama:
- ■ Lee su horóscopo para hacer el planning del día.
- ▲ Realiza 3 respiraciones completas escuchando a los pajaritos.
- ● Bebe una gran taza de café.

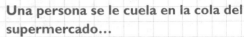

Bloquea su tarjeta de crédito, equivocándose con el código:
- ▲ Se pregunta si necesita verdaderamente lo que pensaba comprar.
- ● Tiene una crisis de nervios delante del distribuidor.
- ■ Llama al banco y hace los trámites necesarios.

Para relajarse…
- ● Mira una serie en la televisión.
- ■ Coge su *Cuaderno Yoga* y desenrolla la esterilla.
- ▲ Abre un libro de citas al azar y medita sobre la frase del día.

Le dicen a menudo que usted está muy…
- ■ Acelerada.
- ● Nerviosa.
- ▲ En la luna.

Una persona se le cuela en la cola del supermercado…
- ▲ No dice nada, después de todo no tiene ninguna prisa.
- ● Hace un escándalo e implica a la cajera.
- ■ Vuelve a su puesto, muy sonriente.

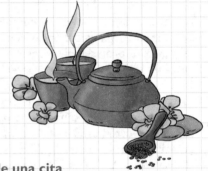

Antes de una cita importante…
- ■ Llama por teléfono a su coach.
- ▲ Se relaja y visualiza el mejor escenario posible.
- ● Evacua su estrés subiendo seis pisos a todo correr.

Para usted, ser zen es…
- ● Bueno para la gente blanduzca, que no sabe actuar.
- ▲ En realidad no sabe…
- ■ El mejor medio para ser feliz en el mundo.

Haga las cuentas:

▲	■	●

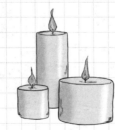

¡SOY ZEN!

50

Tiene una mayoría de ▲ : *¡usted es encarnación de la actitud zen!*

Toma tal distancia con la mayoría de las cosas que le suceden que se deslizan sin afectarla. Su capacidad de adaptación y su paciencia hacen palidecer de envidia a sus amigos. Siempre sabe ver las cosas del buen lado y comprender por qué suceden, no intenta dominar las situaciones ni a la gente, siempre mantiene la sonrisa y hace lo que hay que hacer sin demasiadas preguntas. Sin embargo, debe cuidarse para mantener sus opiniones y no perder de vista sus proyectos a fuerza de dejarse llevar por la ola. Transmita su actitud zen y ayude a sus amigos a calmarse. ¡Utilice el *Cuaderno Yoga* para afirmar su fuerza de acción y adquirir aún más lucidez y sabiduría!

Tiene una mayoría de ■ : *usted es la encarnación del dominio de sí.*

Sabe lo que quiere y se organiza para conseguir sus objetivos. ¡Su palabra es firme y nada la detiene! Cualquier problema tiene una solución, ¡usted es activa frente a las sorpresas cotidianas y domina todo! Es de esas personas que se preocupan por los demás y cumplen sus compromisos incluso si debe dejar de comer o de dormir… ¡Cuídese! Ya se ha dado cuenta de que, aun si deja de controlarlo todo, la Tierra no dejará de girar. ¡Vamos, abra su *Cuaderno Yoga* y… relájese, medite, sea zen durante cinco minutos! Y confíe en la vida: ¡los demás aprenderán a solucionar sus problemas por sí mismos!

Tiene una mayoría de ● : *desbordada por sus emociones, usted es la encarnación del Vesubio.*

¡Siente una enorme fuerza en sí y eso le da miedo! Usted se niega a mirarse de frente, porque eso la preocupa y la agota. Su problema es que no sabe por qué lado comenzar, sufre su propio estrés y no encuentra solución para remediarlo. De repente, sin previo aviso, siente palpitaciones y rabia. Usted acusa al mundo entero cuando el simple hecho de «posarse» un momento la calmaría. Recuerde: todo es «energía»: la rabia y el estrés son manifestaciones de una energía que se han puesto al servicio de un error. ¡Gira como un trompo hasta explotar! Plantéese las verdaderas preguntas para dar sentido a sus actos y sentirse en su lugar. Abra su *Cuaderno Yoga* y realice los ejercicios de observación y meditación con cuidado.

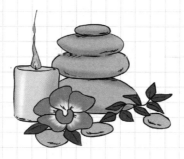

¡SOY ZEN!

Aprendo a observarme

¡La observación introspectiva es una herramienta esencial para identificar el vals de los pensamientos y las emociones sin apegarse a ellos! Para la mayoría de nosotros, observar no es una actividad natural. Vemos lo que nos rodea, pero no nos dedicamos a observar las emociones que sentimos. El ritmo de la vida actual es tan rápido que raras son las pausas en las que podemos tomarnos el tiempo de hacer balance, reflexionar sobre nuestro comportamiento o cambiar de posición frente a los acontecimientos. El encadenamiento incesante de actividades provoca reacciones rápidas y a menudo sin reflexión, creando a veces situaciones que no deseábamos.

El primer paso hacia la meditación en el yoga es aceptar una posición de repliegue, para que las emociones y los sentimientos se vuelvan «conscientes». Cuando observe los mecanismos de sus pensamientos, podrá detectar, sin darse cuenta, sus sistemas de creencias, los miedos y los traumatismos que los generan y que condicionan sus reacciones. Si visualiza esas reacciones inconscientes, podrá evitarlas y dejar que se exprese su verdad profunda... Esa verdad que palpita bajo los recuerdos y que necesita revelarse.

2 ejercicios de observación de los pensamientos

«5 minutos en mi cabeza»

Coja un lápiz, siéntese y escriba todos los pensamientos que vienen a su mente durante los próximos cinco minutos.

....
....
....
....
....
....
....
....
....
....
....
....

Mis pequeños «demonios»

✏️ Anote los 5 pensamientos negativos que vienen regularmente a su mente y bautícelos para identificarlos: «Ah, ya te reconozco, eres mi Baltazar, mi demonio número uno: soy demasiado inútil para que me quieran».

Si reconoce los pensamientos negativos que usted acoge inconscientemente, dándoles un nombre, le será más fácil tomar distancia e incluso liberarse de ellos.

1er pensamiento negativo: ....

2° pensamiento negativo: ....

3er pensamiento negativo: ....

4° pensamiento negativo: ....

5° pensamiento negativo: ....

El cuerpo, las emociones y el espíritu

La parábola de la diligencia

Esta célebre parábola proviene de la *Katha Upanishad*, texto sagrado indio que intenta ilustrar las relaciones entre el cuerpo, las emociones y el espíritu.

La imagen representa una diligencia de caballos: nos muestra que avanzamos por el camino de nuestra vida, que incluye baches, agujeros y piedras, utilizando un vehículo que simboliza nuestro cuerpo físico. Dos caballos tiran de la diligencia, símbolos de nuestra emoción. Uno es de color blanco, símbolo de la representación paterna, y el otro negro representando nuestro linaje materno. El tiro está dirigido por un cochero, símbolo del espíritu, que mantiene las riendas y dirige. En el interior de la diligencia, el pasajero representa el guía interior, el que sabe adónde desea ir y quien elige el camino para llegar.

La dificultad podría ser que el cochero no

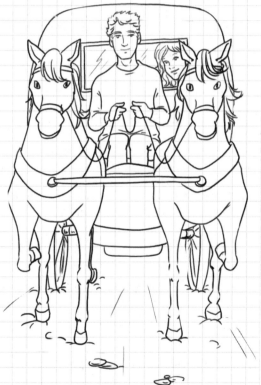

quiera escuchar su interioridad, cambie de dirección o no comprenda la elección del trayecto propuesto por el guía. Ahí aparece el conflicto que obliga a la diligencia a detenerse para que el cochero-espíritu y su pasajero-interior se comuniquen entre sí.

¡SOY ZEN!

Si los caballos deciden por su cuenta, corren el riesgo de que la diligencia continúe por los surcos dejados por el paso de otros vehículos, sin darse cuenta de ello. Esa rutina, símbolo de los sistemas paternales o de las influencias de la educación, representan el riesgo de la reproducción de los esquemas por mimetismo. Es muy clásico reproducir los modelos recibidos en la infancia sin utilizar verdaderamente su propia libertad para decidir. Bajo la apariencia de «normalidad» nuestras reacciones automáticas nos privan de nuestra libertad. Y una vez que las ruedas de la diligencia están en esos surcos, es mucho más difícil salir de allí que quedarse.

Coloree ahora la ilustración de la página anterior, pensando en cada uno de los símbolos que va a colorear. Pensando en esta parábola, describa una situación en la que piensa que ha actuado «demasiado» rápido.

....
....

Para avanzar un poco más, precise el desarrollo de la situación, utilizando la alegoría de la diligencia...

En el camino *(explique cómo comenzó la situación durante la cual no pudo ser dueño de sus reacciones)*

....
....

La reacción del cochero *(escriba el comportamiento que adoptó)*

....
....

Las emociones de los caballos *(tómese cierto tiempo para visualizar la escena y recupere las emociones que iniciaron su reacción)*

....
....

El estado de la diligencia *(describa aquí lo que se manifiesta en su cuerpo)*

....
....

El mensaje del pasajero *(complete escribiendo la lección que puede sacar de esta experiencia)*

....
....

¡SOY ZEN!

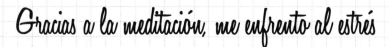

Gracias a la meditación, me enfrento al estrés

El estrés es la plaga de la vida actual y las situaciones de desgaste son muy frecuentes. La primera causa del estrés viene de nuestra manera de abordar el cambio, a causa de una modificación del ritmo, provocado por una nueva carga de trabajo, o un acontecimiento que sale de lo normal, por ejemplo. Más precisamente, se trata sobre todo de una falta de confianza en nuestra propia capacidad para enfrentarnos a un cambio. El estrés se alimenta de proyecciones y de creencias y crea miedos que nos debilitan. Esos miedos nos limitan, modificando nuestra percepción de nosotros mismos y del mundo. El poder de esas creencias es tal que nuestra mente los considera como verdades, y cree en lo positivo y en lo negativo inherente a todas las cosas. Así, la experiencia vivida se confunde con la experiencia del mundo y la realidad objetiva se vuelve realidad subjetiva. El individuo pierde finalmente su libre albedrío condicionado por reacciones reflejas no conscientes. Es lo que el yoga llama «maya»: reflejos no conscientes. Para que podamos ver el mundo tal como es, el yoga intenta sacarnos de esa trampa mental.

¿Cómo conseguir una mirada neutra sobre las cosas?

El objetivo es liberarse de los mecanismos automáticos de juicio generados por nuestra mente (un nacimiento es alegría, una muerte es triste, un accidente es grave; cuando llueve es desagradable…) igual que las «creencias-certezas» impuestas por la sociedad y la educación (triunfar en la vida es conseguir un buen oficio y ganar dinero; sentirse feliz en su vida sentimental es quedarse con una misma persona toda la vida; tener éxito en los estudios es poner todas las posibilidades del buen lado…). Uno se ofrece así una posibilidad de acceder a su ser y comprender el sentido real de la existencia para posicionarse de la mejor manera.

Para descondicionarse de esas creencia que forjan nuestros valores y nuestra identidad, hay que conseguir una mirada neutra sobre las cosas, entrenarse para dejar de juzgar los acontecimientos como «buenos» o «malos», considerar que todo es importante pero nada es grave, y atreverse a mirar el mundo tal como es…

Ese trabajo de descondicionamiento se realiza tomando distancia de nuestros pensamientos y nuestras emociones. Gracias a las técnicas de observación de las fluctuaciones de la mente o de visualización, usted podrá comenzar a retirar los filtros para instalar un nuevo estado en sí, la ecuanimidad, y ver cada vez más claro. Es el arte de la meditación.

¡SOY ZEN!

2 meditaciones para concentrarse en lo esencial y recuperar la calma

Puede leer el conjunto de las indicaciones sobre los ejercicios de meditación y practicar luego o bien grabarse para guiarse con los ojos cerrados.

«¡Buenos días!» (10 minutos)

Es una meditación de Fabrice Midal, fundador de la Escuela occidental de meditación.

La atención es como un rayo de luz que ilumina lo que toca sin «querer».

Esta meditación trata de hallar una mirada neutra y acogedora sobre lo que es, en el momento presente.

¿Cómo hacerlo?

Para realizar este ejercicio, quédese donde está, tal como está, con su libro en las manos.

Comience por observar su cuerpo, parte a parte o todo entero, la posición en la que se encuentra, sus tensiones, sus sensaciones, sin juicios ni voluntad de modificación.

Entre en relación con lo que sucede en usted, su estado, sus pensamientos.

Ahora, centre su atención en los ruidos que lo rodean, en la situación sonora que lo rodea y en la calidad del silencio.

Lleve su atención a la calidad de la luz que lo rodea, a la temperatura del aire, sin juzgar («hace mucho calor, está demasiado oscuro»…) simplemente observando lo que es.

Para terminar, incluya todas esas informaciones en su conciencia al mismo tiempo: su cuerpo, su estado mental y la calidad de la atmósfera.

Tómese el tiempo de hacer este ejercicio con tranquilidad. Este es el primer instrumento decisivo para comprender lo que significa la práctica de la meditación: acoger y mirar con atención y curiosidad las cosas tal como son, sin buscar transformarlas o transformarse.

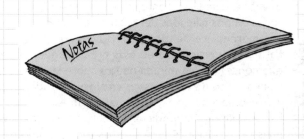

La experiencia de la montaña (15 minutos)

Es una meditación de Jon Kabat Zinn, fundador de la Clínica de reducción del estrés y profesor de la meditación a plena consciencia.

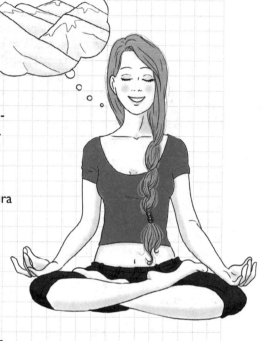

Esta meditación consiste en visualizar una montaña e integrar en sí sus cualidades de fuerza y estabilidad para aprender a seguir siendo íntegro a pesar de la naturaleza cambiante de la mentalidad, del cuerpo y del mundo exterior.

¿Cómo hacerlo?

Para realizar este ejercicio, instálese en una postura sentada cómoda y digna, con la espalda recta y las manos sobre las rodillas, su base estable y el busto erguido.

Comience por concentrarse en su aliento sin intentar modificar su respiración.

Sienta su cuerpo estable e inmóvil y recree en usted un sentimiento «de integridad y de dignidad».

Represéntese luego la montaña más hermosa que usted haya visto o pueda imaginar. Observe su forma general: la cima erigida en el cielo, la base anclada en la costra terrestre y las laderas abruptas… Siga sentada y respire tranquilamente, visualizando la imagen de esta montaña y observando sus particularidades.

Cuando se sienta preparada, vea si puede integrar la montaña en su propio cuerpo, de manera que usted y la montaña hagan uno, y que comparta la misma naturaleza maciza, inmóvil y majestuosa.

Sienta que su cabeza es como la cima de la montaña, su pelvis como la base y sus brazos como las laderas. A cada respiración, sienta respirar la montaña en su cuerpo, inmóvil y estable.

Aunque el sol siga su ruta, o llueva o haga mucho viento o nieve, la montaña experimenta el cambio de cada instante con su inmovilidad tranquila. Las estaciones cambian la apariencia de la montaña, pero ni la nieve ni las nubes afectan su magnificencia. Sigue siendo ella misma, a pesar de su apariencia, insensible al mundo de las apariencias y a lo que sucede a su alrededor. ¡Podemos integrar esas cualidades con la práctica de la meditación!

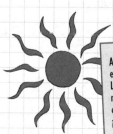

¡SOY ZEN!

¿Qué efectos tiene la meditación sobre nuestro cerebro?

Los científicos han descubierto recientemente que el cerebro modifica por sí mismo sus estructuras según las solicitaciones que recibe. Los circuitos utilizados con frecuencia se consolidan y se desarrollan mientras que disminuyen los que se utilizan poco. Esta flexibilidad del cerebro se llama «neuroplasticidad» o «plasticidad cerebral». Estos últimos años, las investigaciones dirigidas por los grandes meditadores han demostrado un alto nivel de actividad en las partes del cerebro que contribuyen a formar las emociones regenerativas —como la felicidad, el entusiasmo, la alegría y el dominio de sí— y una baja de la actividad de las partes del cerebro ligadas a las emociones fastidiosas —como la depresión, el egocentrismo, la tristeza o la insatisfacción.

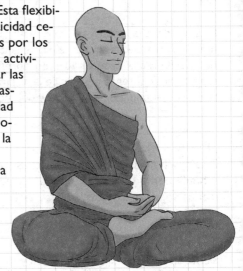

También se ha constatado una baja de actividad de la zona cerebral que desencadena el miedo o la ira; así como un desarrollo de las facultades a alcanzar un estado de paz interior —incluso en el caso de circunstancias perturbadoras— y una aptitud inhabitual a la empatía y a la escucha de las emociones de otras personas.

Estas investigaciones sobre los grandes meditadores han llevado a realizar otro estudio entre los individuos novicios, y han demostrado los rápidos y duraderos efectos de la meditación en ellos.

Esas personas debieron realizar cursos de meditación de una duración de 8 semanas. E incluso con un entrenamiento tan corto en el tiempo, los investigadores han constatado una modificación en el funcionamiento de la zona de su cerebro asociada al tratamiento de las emociones como el miedo, la aversión y la ansiedad. Los candidatos demostraron ser emocionalmente «menos sensibles» a las estimulaciones de su entorno. Estas investigaciones, publicadas con el título de «Mindfulness practice leads to increase in regional brain gray matter density» (revista *Psychiatry Research*, 2011), habían demostrado igualmente un aumento de la producción de materia gris en la zona del cerebro que concierne a los mecanismos de la memoria, de la consciencia de sí, del sentimiento de compasión y de la introspección.

Capítulo 4

Desarrollo la actitud «yóguica»

Como el yoga es el arte de poner consciencia a las cosas, atañe a todos los aspectos de nuestra vida. El yoga mete su nariz por todas partes: desde nuestros pensamientos a nuestro consumo, desde nuestros modos de comunicación a la decoración de nuestra habitación… ¡Abra bien los ojos a todos los detalles de su vida cotidiana!

Yo y mi cuerpo

¿Cómo y por qué escucharse, respetarse, quererse y cuidarse? Nuestro cuerpo es nuestro medio de transporte, y de acción en el mundo, y aunque la ciencia tiene medios muy eficaces para «reparar» nuestros errores, un cuerpo en buena salud sigue siendo la mejor garantía para mantenerse autónomo durante mucho tiempo.

Las condiciones de vida actuales están relativamente poco adaptadas al mantenimiento de la salud porque no tienen en cuenta los ritmos naturales del cuerpo.

El animal humano, con su capacidad de pensar y crear, se ha expatriado a unas regiones no propicias a su desarrollo creando nuevos ritmos muy alejados de sus necesidades naturales. Es lo que se llama la «evolución» o la «civilización»… Pero, para el yoga, es la «maya»: el mundo de las apariencias y de la ilusión. Nuestra «adaptación» actual va contra la lógica de la vida y nos arrastra hacia el final de un sistema, puesto que no se regenera a sí mismo. El Yoga llama a este periodo kali yuga: «la Edad de Hierro». Es un ciclo que se reproduce cada 26.000 años y que precede a un cambio radical de la civilización.

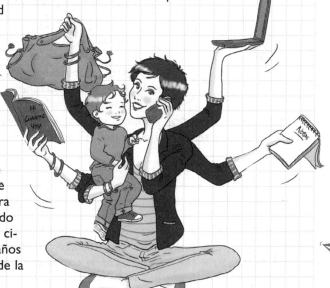

Aunque no tengamos intención de recrear las condiciones de vida de nuestros antepasados, los hombres de las cavernas, muchas investigaciones revelan actualmente el aspecto nocivo de algunas invenciones contemporáneas. Entonces, ¿cómo protegerse y proteger el medio ambiente sin romper con la civilización?

Las ondas

¡Hoy es difícil no estar en contacto con las ondas del wifi o del teléfono! Para evitarlas, aunque sea un poco, cuando no utilice el teléfono, apáguelo. Piense también dónde lo pone: evite los bolsillos de los pantalones, demasiado cercano a órganos sensibles, o los bolsillos de la camisa, demasiado cerca del corazón…

Los productos de limpieza tóxicos

En general, se trata de productos tóxicos y alergénicos. ¡Evite utilizarlos! Escoja los productos ecológicos o biológicos, o piense en soluciones alternativas (vinagre blanco, arcilla, jabón de Marsella…).

Los pesticidas en los alimentos

Los pesticidas y otras manipulaciones genéticas de la agricultura intensiva tienen efectos peligrosos para el organismo. Elija alimentos de los que conoce el origen, los menos tratados y transformados posible, evite las frutas y verduras que vienen de países donde se cultiva intensivamente (aun si son orgánicos). ¡Lea las etiquetas! No se envenene con el pretexto de un buen sabor, de un aspecto práctico o de un precio interesante…

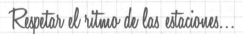

Respetar el ritmo de las estaciones…

Todos los animales se adaptan a las estaciones que se suceden… El animal humano, verano e invierno, conserva los mismos horarios de trabajo y de sueño. Naturalmente, ¡es una aberración! Al menos, escuche sus necesidades de sueño y de alimentación (ver el capítulo sobre el ayurveda).

> Truco: ¡Ofrézcase de tanto en tanto un día o una noche sin electricidad!

Respetar el día y la noche

Con la comodidad que procuran la electricidad y la iluminación permanente de las ciudades, nuestro cerebro está totalmente desconectado del ritmo solar. ¡Trate de prestar atención! No se trata de acostarse con las gallinas ni de cortar con sus relaciones sociales, sino simplemente de considerar los ritmos que rigen todo lo que está vivo, sobrepasando sus propios límites.

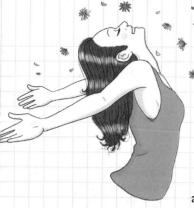

Mueva su cuerpo

Nuestro cuerpo está formado por aproximadamente 200 huesos, 700 músculos, 13 articulaciones, 2 manos, 2 pies, 20 dedos… Todo eso, para quedarse sentado en una silla durante horas. Deje que sus articulaciones trabajen, y que los músculos también: muévase, estírese, transpire regularmente, ¡sienta latir su corazón y respire a todo pulmón! Su cuerpo se lo agradecerá.

Yo y los otros

El ego

Los hombres desarrollan desde la infancia una consciencia del «yo», que el yoga llama «ahamkara», el ego. En francés (como en español) esa palabra tiene una connotación negativa, mientras que en el pensamiento indio se trata simplemente de la identificación con uno mismo individual o personal. A través de la construcción del ego se inscribe desde muy pronto un principio de rareza que condiciona nuestras relaciones con las cosas y los otros. Efectivamente, el hecho de «deber» querer a sus hijos, a sus padres y a los miembros de su familia más que a los demás crea un principio de «singularidad afectiva», que parece ser la causa del miedo a carecer («solo puedo recibir amor de algunas personas»), inscrito en el inconsciente de la mayoría de nosotros. Para paliar este temor al vacío afectivo, lo compensamos con cosas materiales. ¿Quién no se ha arruinado, un día negro, con sus compras compulsivas?

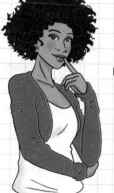

Las relaciones

Un mundo que da valor a lo que es «raro» engendra en los humanos la necesidad de desmarcarse para ser reconocido. Algunos intentan «poseer» bienes o personas (un hermoso coche o una bella esposa) para sentir que existen. Otros se ponen una máscara y se crean personalidades ficticias para esconder «lo que son verdaderamente» por miedo a no ser lo bastante bueno como para ser amado.

Para llegar a una cierta verdad relacional, algunas reglas de oro permiten evitar los conflictos que provienen de banales incomprensiones o de estúpidos malentendidos… ¿Y si asumiéramos nuestras relaciones realmente para poder ofrecernos más facilidades y más verdad?

El yoga de las palabras: ¡7 reglas para relaciones ideales!

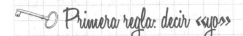 ## Primera regla: decir «yo»

Aquí tenemos un ejercicio enriquecedor para utilizar en familia, en reuniones o entre amigos. Trate de decir «yo» en sus intercambios con los demás, cuando habla de usted. Utilice «tu» o «vosotros» cuando se dirija a las personas que tiene enfrente. Elija las palabras justas y perciba cuándo utiliza la expresión «la gente» o un pronombre neutro «se», que a menudo resulta sin compromiso o acusador.

Segunda regla: escuchar

Escuche lo que su interlocutor desea decirle antes de responderle y evite cortarle la palabra. De la misma manera, exprese su desacuerdo cuando alguien lo interrumpa. ¡Hágase respetar!

Ejercicio: la escucha activa
Durante la próxima conversación, cuídese de esa pequeña vocecita interior de su cabeza cuando su interlocutor le hable: adopte una actitud de escucha activa y no pasiva, dirija francamente su atención hacia el otro y no hacia sus propias reacciones.

Anote luego sus impresiones: ....
....
....
....

Tercera regla: muérdase la lengua antes de hablar

¡Sí, nuestras abuelas no se equivocaban! Tómese un tiempo para sentir lo que sucede en usted cuando se dispone a reaccionar demasiado deprisa. Esto le permitirá evitar hablar bajo la emoción. Y cuando desee responder, pregúntese: ¿es necesario? ¿Es constructivo? Hay un viejo adagio que dice: «Abre la boca solo si lo que vas a decir es interesante».

Ejercicio: ¡con el reloj en la mano!
Durante la próxima conversación entre amigos, espere sistemáticamente 10 segundos antes de responder a sus interlocutores.

Anote ahora sus impresiones: 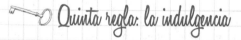 ....
....
....
....

⚷─○ Cuarta regla: ¡abajo las máscaras!

En sus interacciones con los otros, ¡sea objetivo! Afírmese tal como es frente a los demás siendo «auténtico», más que bien educado o amable. Deje de hacer o decir algo «para complacer» a los otros. ¡Respétese a sí mismo!

Ejercicio: ¿acción o verdad?
Reflexione sobre los acontecimientos que ha vivido hoy y rellene el cuadro que sigue.

Situación durante la cual me comporté de manera «políticamente correcta».	¿Cómo me sentí después de esta experiencia?	¿Cómo me siento con relación a esta posición ahora?	¿Cuál hubiera sido mi reacción si hubiera sido «auténtica»?	Imagine cómo hubiera podido ser la situación perfecta.

⚷─○ Quinta regla: la indulgencia

Para entrar en una relación verdadera con los otros sin miedo a ser rechazado, es necesario instalar un clima de benevolencia. Es el principio de aceptarse tal como uno es y de aceptar al otro tal como es, sin juzgar, con una actitud fraternal y cordial. En un mundo indulgente, el miedo a no gustar no existiría y tampoco tendríamos razón alguna para mentir. Mentir es esconder quiénes somos en realidad, por miedo a no ser aceptados tal como somos… ¿Finalmente, en la mentira, ¿a quién traicionamos?

Dibuje en un papel a una persona que lo ha irritado o herido recientemente. Dibuje a su alrededor unos pequeños corazones y unos símbolos de indulgencia pensando en sus cualidades, en sus propias heridas y en lo que le enseña de sí mismo.

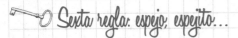

Sexta regla: espejo, espejito…

Muy a menudo, lo que le molesta en los otros es el reflejo de una parte de usted misma que no quiere ver… Frente a esta emoción, tómese un tiempo para reconocer esta parte de usted y ¡tome distancia! El mundo aparece según se lo mire. ¿Acaso usted no encuentra que la gente que usted quiere es guapa? ¿Su buen humor no es una garantía de que todo transcurre bien?

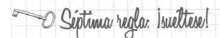

Séptima regla: ¡suéltese!

Soltarse quiere decir simplemente «dejar de apegarse a lo que no puede cambiar» (la gente, el tiempo, el pasado…), observar el paso de la vida como una obra de teatro, donde todo estaría ya escrito para que las situaciones se encadenen.

En el yoga, esta ley de vida, el lazo de causa a efecto, se llama la «ley del karma». Una experiencia desdichada nos permite acceder a un nuevo conocimiento… y a una experiencia que puede ser positiva. Soltarse consiste en no estar ni en contra ni a favor de lo que nos sucede. Se trata de mirar cómo desfilan los acontecimientos de la vida como un recorrido de iniciaciones que nos permite crecer día a día…

Ejercicio para soltarse

Salga de paseo con los ojos tapados con una persona de confianza. Dele la mano y déjese guiar en silencio. Durante este ejercicio, anote el tiempo que le hace falta para sentirse en confianza, todas las sensaciones, los miedos y tensiones que lo afectan… Trate de entrar en esta experiencia plenamente para sentir placer…

El cuento del alma pequeña que quería encarnarse

Es la historia de un alma pequeñita, en el país de las almas, que quería encarnarse.

Sin embargo, sus amigas la prevenían: «Sabes, allá abajo hay sentimientos fastidiosos, tendrás un cuerpo pesado y harás ejercicios difíciles…»

Pero nada: la almita curiosa, insistía.

Fue entonces cuando le acordaron el privilegio de la encarnación.

Para hacerlo, tuvo que elegir una experiencia. Optó por comprender el perdón y experimentarlo en carne propia.

Así, decidieron enviarla a la Tierra y tomó cuerpo para conocer el perdón. Antes de marcharse, apareció otra alma pequeña a la que no conocía.

– ¿Qué haces? –le preguntó la primera almita.

– Te acompaño –respondió la segunda.

– ¡Ah…! ¿Por qué?

– Porque no puedes experimentar el perdón tú sola.

– Oh… ¿y por qué haces esto?

– Porque te quiero.

Cierre este Cuaderno, manténgase en silencio un momento
y piense en esta historia mientras continúa con sus actividades.

Cultivo el pensamiento positivo

Entrenarse y buscar el placer todo el tiempo

La plasticidad cerebral del cerebro, como han demostrado las investigaciones neurocientíficas, explican que cuanto más alimentamos nuestros pensamientos de cierta manera, los caminos neuronales se irrigan mejor. Es decir que si cultivamos activamente una mirada positiva de las cosas, uno mismo se crea su propio buen humor.

Haga aquí una lista de lo que le pone de buen humor y los pequeños placeres cotidianos que le hacen bien :

....
....
....
....
....

¡alegría por día... sólo para usted!

He aquí algunas ideas para alegrar sus jornadas y darle un poco de alegría a su vida.

Tómese el tiempo para practicar yoga, a pesar de todo
Organice su agenda, incorporando un poco de tiempo para usted misma y respetándolo pase lo que pase.

El baño real
Cada tanto, prepárese una bañera y juegue a Cleopatra instalando velas en su cuarto de baño, ¡y también incienso, pétalos de rosa y música!

Delicatessen
Reserve unos minutos para hacerse un bonito plato, disponga los alimentos como si fueran una obra de arte.

Have fun!

¡Ofrézcase lo mejor!

¡Ceda a la tentación para darse placer! ¡Cada tanto, cómprese lo mejor y que no sea lo más barato!

¡Escápese!

¡Fúguese, evádase! Tome por costumbre lo extraordinario. Vaya a un museo, a la ópera o a dar un paseo en barca… Juegue a ser una turista en su propia ciudad.

Saque toda la panoplia

¡Use sombreros, joyas y otras excentricidades! ¿Por qué ser discreta y normal? Imagine un mundo donde todo el mundo usara vestidos con volantes, moños de duquesa o trajes de príncipe… ¿Acaso no sería más alegre? ¡Atrévase a ser original! ¡Valorícese!

¡Haga fiestas!

¡Baile! ¡Escuche la música que prefiere a todo volumen, cante bajo la ducha, mírese en el espejo mientras se embellece! ¡Atrévase!

El gran secreto

Busque el placer en todos los rincones. Habitúese a mirar las cosas positivamente, a mirar lo que hay de agradable o bonito a su alrededor o en las personas que le rodean. ¡Aliméntese con la belleza del mundo!

El día en que me quise de verdad… por Charles Chaplin

El día en que me quise de verdad me di cuenta de que en cualquier circunstancia estaba en el buen lugar, en el buen momento. Y entonces pude relajarme.

El día en que me quise de verdad.

me di cuenta de que mi ansiedad y mi sufrimiento emocional no eran nada más que una señal cuando voy contra mis convicciones.

Hoy, aprendí lo que se llama autenticidad.

El día en que me quise de verdad dejé de querer una vida diferente, y comencé a comprender que todo lo que me sucede contribuye a mi crecimiento personal.

Hoy, sé lo que se llama madurez.

El día en que me quise de verdad, comencé a darme cuenta del abuso cuando se trata de forzar una situación o a una persona con el solo objetivo de obtener lo que yo quiero, sabiendo perfectamente que ni la persona ni yo mismo estamos listos, que no es el momento oportuno.

Hoy, sé lo que se llama respeto.

El día en que me quise de verdad, comencé a liberarme de todo lo que no era saludable: personas, situaciones, todo lo que aniquilaba mi energía. Al principio, mi razón llamaba a eso el egoísmo.

Hoy, sé qué es el amor propio.

El día en que quise de verdad dejé de tener miedo al tiempo libre y dejé de hacer grandes planes.

Hoy, hago lo que es correcto, lo que me gusta, cuando me complace y a mi ritmo.

Hoy, llamo a eso la simplicidad.

El día en que me quise de verdad, dejé de intentar tener razón siempre, porque me di cuenta de que a veces me equivocaba.

Hoy, he descubierto la humildad.

El día que me quise de verdad, dejé de revivir el pasado y de preocuparme por el futuro.

Hoy, vivo en el presente, allí donde pasa toda mi vida.

Hoy, vivo una sola jornada por día, y eso se llama plenitud.

El día en que me quise de verdad, comprendí que mi cabeza podía equivocarse y decepcionarme.

Pero si la pongo al servicio de mi corazón, se vuelve muy preciada.

Vivo aquí y ahora

Ayer es el pasado y mañana ¿cuándo será?

«Coseche hoy las rosas de la vida» decía Ronsard, mientras que los budistas nos hablan hoy de la importancia de la «plena consciencia». El arte de vivir en el momento presente parece ser una preocupación constante para el ser humano. En realidad, nuestra mente viaja sin cesar, de nuestros recuerdos pasados a nuestra proyecciones sobre el futuro, olvidando a veces posarse un instante.

El primer gran paso: abolir la utilización del condicional pasado

¡A partir de ahora erradique este tiempo verbal de su vocabulario! Como no se puede cambiar el pasado ¿para qué cultivar los arrepentimientos y los reproches? Olvide el «si hubiera sabido, hubiera hecho esto o lo otro» y también «hubieras tenido que decírmelo antes...»

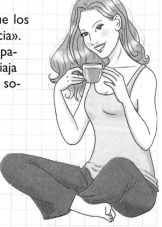

Aquí y ahora: ¿cómo utilizarlo?

¡Tengo diez años!
El niño es un ejemplo maravilloso de la zambullida en el instante. Un niño no piensa en qué sucedió ayer ni en qué pasará mañana. Si juega a ser Supermán o en combatir a los malos, para él no existe nada más. Si algo lo enfurece ninguna otra cosa importa, pero tras una rabieta o unas lágrimas, vuelve a su estado normal rápidamente, sin rencores. ¡Como todos hemos sido niños, es posible recordar ese estado!

Recuerde un momento en el que usted estuvo totalmente concentrada en una tarea, un momento en que el mundo pareció desaparecer a su alrededor, donde usted estaba completamente entregada a lo que hacía. Anótelo aquí abajo y trate de reproducir ese estado lo más a menudo posible...

....

....

....

DESARROLLO LA ACTITUD «YÓGUICA»

Los secretos para convertirse en un verdadero yogui

Mi cabeza, mi corazón y... mi cuerpo

Para entrar en un estado de yoga permanente, hay que ser consciente a cada instante. El gran desafío es encontrar la distancia justa entre el desapego y la empatía, entre plena consciencia y desistimiento, entre fuerza y flexibilidad. El camino del yoga es una aventura. Transforma la vida. Hay días en los que el yogui lamenta amargamente haberse comprometido en este camino, pero en cuanto pone un pie en la carretera, ya es demasiado tarde… No se resista y déjese llevar por la marea, rodéese de quienes pueden comprenderlo y cuídese de embellecer su vida…

Mi yoga como una ceremonia

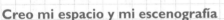

El principio del yoga postural reside en el hecho de que la práctica física entre en resonancia con otros aspectos de su vida. Dicho de otra manera, se puede observar sus mecanismos en la manera de practicar «sobre la esterilla» y así intervenir directamente. Aunque el yoga pueda servir como gimnasia corporal o terapia suave, en algunos momentos, puede adquirir una verdadera dimensión espiritual, porque permite abrirse a espacios de conciencia nada ordinarios….

¿Dónde practicarlo?

Si usted ve el yoga como un estado de plena consciencia, practique en todas partes y en todo momento, en cuanto piense en ello.
Si se trata de su práctica sobre la estera, elija una habitación ventilada y limpia. Utilice ropa cómoda y una esterilla antideslizante no tóxica.

Creo mi espacio y mi escenografía

¡Practique el yoga como una ceremonia! ¡Tómese el tiempo de ordenar e instalar su espacio, para que quede bonito! Puede utilizar salvia y lavanda como desinfectantes energéticos del lugar donde practica yoga. Queme algunas hojitas de salvia seca y airee después, o bien utilice algunas gotas de aceite esencial de lavanda en un difusor para que el lugar sea más agradable. También puede practicar el yoga con música. En los cursos, los profesores utilizan a menudo la música tradicional india (que se llama «raga») o de cantos repetitivos llamados «mandras» que son un buen soporte para los movimientos espontáneos. Hacer yoga en el exterior también puede resultar muy agradable. Tradicionalmente, las posturas de yoga se practican de frente al este, al amanecer.

Capítulo 5

Yoguis: ¡a la mesa!

La alimentación según la medicina ayurvédica

La medicina ayurvédica es una medicina preventiva que trata de mantener al individuo en buena salud. Según el ayurveda, cada persona debería consultar un médico regularmente, incluso cuando todo va bien, para sentirse acompañado a lo largo de su vida según las recomendaciones, según las estaciones, sobre alimentación, el sueño o la práctica del yoga. El ayurveda considera el cuerpo igual que la mente. Así, para «tener salud», hay que digerir bien, tener buena vista, una mente vivaz, un espíritu estable y alegre y el alma en un estado de consciencia superior.

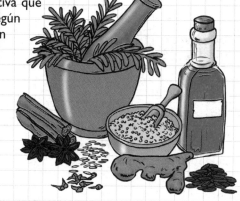

Los cinco elementos y las 3 doshas

El gran principio del ayurveda reposa en el juego del equilibrio de 5 elementos: la tierra, el agua, el fuego, el aire y el éter. Estos 5 elementos se asocian en binomios para convertirse en 3 «doshas». De una parte, cada individuo tiene una constitución de nacimiento, individual, única y prácticamente inmodificable. Luego, «todo es alimentación», dice el ayurveda. El equilibrio de los elementos en sí está en movimiento constante, influenciado por todo lo que es ingerido o vivido. El ayurveda trabaja sobre ese equilibrio. Por ejemplo, una jornada al sol amplificará la cantidad de fuego en usted, así que para recuperar el equilibrio habrá que apagar el fuego. Un individuo que tenga mucho fuego en su constitución de nacimiento ¡será más sensible al fuego que otros!

Determinar su constitución

Marque con una equis las definiciones que mejor la describan hoy. Contabilice luego la cantidad de equis en cada columna y obtendrá su dosha dominante.

	VATA		**PITTA**		**KAPHA**	
Cuerpo	Delgado o flaco, esbelto, cuerpo alargado.		Mediano, armonioso.		Más bien redondo, imponente, bien desarrollado.	
Temperatura	A menudo tiene frío.		A menudo tiene calor.		Generalmente, se siente bien.	
Movimientos	Rápidos, a veces poco controlados, tendencia a golpearse o caerse.		Tónicos, controlados, fuertes, poderosos.		Lentos, económicos, tendencia a la letargia.	
Enfermedades frecuentes	Dolores.		Inflamaciones.		Molestias.	
Apetito	Variado y regular.		Regular y buen apetito.		Regular, lento, aprecia cada bocado.	
Gustos	Le gustan los alimentos crudos, fríos, amargos.		Prefiero lo salado, lo ácido, lo astringente.		Prefiere lo dulce, los lácteos, las grasas.	
Estado mental	Muy activo, le cuesta encontrar la calma.		Inteligente, rápido, tendencia a la agresividad.		Calmo y lento, tendencia a la letargia.	
Emociones	Miedo, inseguridad, angustias.		Celos, irritabilidad, agresividad.		Inercia, apego, calma, serenidad.	
Implicación	Cambia de opinión con frecuencia.		Muy decidido, tendencia al fanatismo.		Estable y fiel.	
Memoria	Mediocre: mala noción del tiempo.		Viva: comprende, retiene y olvida rápidamente.		Tarda en aprender y comprender, pero no olvida.	
Sueño	Ligero, interrumpido, tendencia al insomnio.		Reparador, moderado.		Pesado, le gusta dormir.	
Sueños en la almohada	Carreras, huidas, saltos, movimientos aéreos, libertad.		Combates, enfrentamientos, violencia, defensa, afirmación de sí mismo.		Olas, océanos, ríos, movimientos de aguas, romances.	
Relación con el dinero	Gastador; se permite gastos inútiles.		Gastos moderados, pero atracción por el lujo.		Ecónomo, buen gestor, gastos mayoritariamente «útiles».	
Humor	Estrés.		Vivacidad, alegría.		Tranquilidad, calma.	
Energía	Nerviosidad.		Motivación.		Resistencia.	

Si usted tiene una mayoría de «vata»

Su dosha dominante es la alianza del aire y el éter, dos elementos ligeros e inestables. Vata representa el movimiento, la rapidez, la capacidad de cambio y de vuelcos. El desequilibrio de ese dosha agita al individuo.

Sus consignas: calentarse, estabilizarse, sentir su cuerpo más «denso».

5 consejos para equilibrar un vata dominante
- ✔ Evite comer sándwiches sobre la mesa de trabajo. Coma con tranquilidad, a horas regulares y masticando durante algún tiempo.
- ✔ ¡Coma comidas calientes, untuosas y sobre todo, bien cocidas!
- ✔ Evite los alimentos fríos, secos o crudos y los sabores astringentes y amargos.
- ✔ Consuma feculentos y verduras de raíces, alimentos suaves, azucarados y salados.
- ✔ Intente el «yoga yin» y la meditación. Escoja una música tranquila y los colores pastel que suavizan las costumbres.

Los alimentos que le harán bien

Las zanahorias y las verduras bien cocidas, las frutas maduras, dulces y densas como el plátano, las frutas cocidas, las pastas, el arroz, los cereales semicompletos, añada una pizca de bicarbonato de soda a la cocción (larga) de leguminosas, la sal, el azúcar, el jengibre fresco, el regaliz, la canela, el comino, el hinojo, el romero, la albahaca, el tomillo, los aceites…

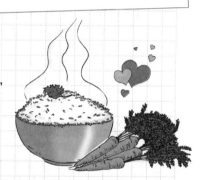

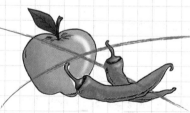

Los alimentos que debe evitar

Las ensaladas, las frutas ácidas y crudas, como la manzana, las bebidas frías, los cereales completos, las hierbas amargas (estragón, perejil fresco…), la guindilla, las coles, el arroz o maíz inflado, las frituras…

Si usted tiene una mayoría de «pitta»

Su dosha dominante es la alianza del fuego con un poco de agua. Esos dos elementos son opuestos, crean entonces el movimiento de la transformación.
Sus consignas: «calmar el fuego» dentro de usted, calmarse, relajarse.

5 consejos para equilibrar un pitta dominante

✔ Coma lentamente en un ambiente calmo, solo o con otras personas tranquilas.

✔ Escoja alimentos dulces, astringentes y amargos, y haga su comida principal al mediodía.

✔ Abandone todos los excitantes: café, té, cigarrillos, música, los colores del fuego (rojo, amarillo, naranja), evite los sabores ácidos, salados o picantes.

✔ Consuma alimentos crudos y beba bebidas a temperatura ambiente o frías en caso de crisis. Busque los sabores dulces, amargos y astringentes.

✔ Practique yoga y meditación respirando lentamente.

✔ Tome duchas frescas con regularidad.

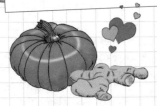

Los alimentos que le hacen bien

El jengibre fresco, el azúcar moreno, las calabazas, los calabacines, la calabaza amarilla, las coles, la coliflor, los brócolis, la achicoria, las verduras verdes, el estragón, el comino, la cúrcuma, el cilantro, la salvia, el romero, la granada…

Los alimentos que debe evitar

La miel (sobre todo la oscura), el jengibre en polvo, el azúcar blanco, el aceite, las frituras y materias grasas, la guindilla, la pimienta, el tomate, los pimientos rojos, las remolachas, el ajo y la cebolla, la piña, el kiwi, las fresas, el pomelo…

Si usted tiene una mayoría de «kaphas»

Su dosha dominante es la alianza de la tierra y el agua. Kapha encarna la estructura, la estabilidad, la densidad y el amor. El desequilibrio de ese dosha debilita al individuo. Hay que despertarlo con fuego, aire y ligereza.

Sus consignas: moverse, crear movimiento, salir de la inercia, y ¡calentarse!

5 consejos para equilibrar un kapha dominante

✔ Realice comidas ligeras y estimulantes, coma miel fuera de las comidas.

✔ Beba bebidas calientes bien especiadas y tisanas que se dejan largo rato en infusión.

✔ Elija alimentos variados, crujientes, coloreados, crudos, asados y otros alimentos con sabores picantes, amargos o astringentes. Evite los alimentos dulces, azucarados o demasiado pesados.

✔ Salga, muévase, baile, cante… ¡engañe a su pereza!

✔ Practique el yoga de fuego y de aire, transpire, haga movimientos amplios, cosas inhabituales, y asústese un poco cada día…

Los alimentos que le hacen bien

Las frutas crudas y los frutos secos en el desayuno, las manzanas, las peras, los kiwis, los cítricos, los albaricoques secos, los higos secos, las pasas, la miel (clara), el jengibre seco y fresco, el arroz pilaf, las galletas infladas de arroz o maíz, la guindilla, el tomillo, las verduras (judías verdes, espinacas, acelgas), las verduras rojas (tomates, pimientos), el mijo y el centeno…

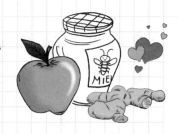

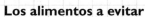

Los alimentos a evitar

Los alimentos crudos en gran cantidad, los cuerpos grasos vegetales y animales y los aceites, los cacahuetes, los anacardos, las almendras, las avellanas, los plátanos, los postres pesados y dulces, como el arroz con leche, las comidas muy copiosas (reduzca las cantidades y no coma entre horas).

La importancia del buen humor del cocinero

Para que sus alimentos estén en la cima de sus potencialidades, hay que cocinarlos, servirlos y comerlos en un ambiente sano y sereno. En el ayurveda, se dice que el humor del cocinero puede cambiar la calidad de los alimentos.

De todas maneras, evite consumir alimentos refinados (azúcar blanca, harinas blancas, pastas blancas, trigo) así como alimentos industriales o transformados (platos preparados, al vacío), los alimentos recalentados al microondas, los OGM. Evite comer en lugares malsanos y elija bien a sus compañeros de mesa.

Coma fresco y vivo

Admitiendo que el humano y la naturaleza están en interrelación, es fácil considerar que consumir productos locales y de temporada contribuye al buen equilibrio del organismo. Busque entonces un vendedor de verduras que favorezca a los campesinos locales, inscríbase en una cooperativa de productores locales o una distribución de cestas ecológicas… ¡Además de hacerle bien, usted ahorrará a la tierra la polución agrícola, sostendrá a los pequeños campesinos responsables y disminuirá la degradación ecológica del transporte de sus alimentos!

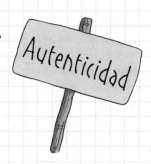

Recetas del ayurveda fáciles y sabrosas para cada dosha.

Recetas para los vata

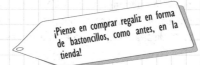

Tisana «regaliz-menta» de los vata

Haga hervir en agua durante 3 minutos un bastón de regaliz machacado, en medio litro de agua, luego añada algunas hojas de menta. ¡Filtre y beba!

¡Piense en comprar regaliz en forma de bastoncillos, como antes, en la tienda!

Platillo para los vata con el vientre hinchado: kitcheri de zanahorias, anacardos y comino.

Ingredientes para 2 personas: 1 gran vaso de lentejas coral, 2 zanahorias, 1 puñado de anacardos, especias: comino en polvo, granos de mostaza, curry.

¿Cómo hacerlo? Lave las lentejas. Frote las zanahorias sin pelarlas (si son ecológicas) y corte en dados. En una cacerola, eche un poco de aceite con las especias. Añada las lentejas, las zanahorias, los anacardos y 3 o 4 vasos de agua.

Cubra y deje cocer lentamente unos veinte minutos. Según su gusto, haga un puré o no. Este plato tiene la consistencia de una pasta y un precioso color naranja. Añada algunas hojas de cilantro. ¡A comer!

Postre dulce para los vata: tapioca con leche de coco

Ingredientes: tapioca, un cuarto de litro de leche de arroz, un cuarto de litro de agua, 4 cucharadas de crema de coco, 5 cucharadas de azúcar no refinada.

¿Cómo hacerlo? En una cacerola, ponga la leche, el agua, la crema de coco y el azúcar. Lleve a ebullición. Baje el fuego y añada 5 grandes cucharadas de tapioca. Remueva con un batidor sin parar hasta obtener una pasta gelatinosa bien espesa. Los granos de tapioca deben quedar transparentes. Añada leche o agua si hace falta. Vierta en un plato o en pequeños recipientes y deje enfriar. Añada a su conveniencia coco en polvo, algarroba o pepitas de chocolate.

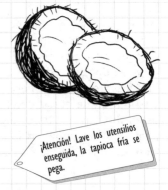

¡Atención! Lave los utensilios enseguida, la tapioca fría se pega.

YOGUIS: ¡A LA MESA!

Recetas para los pitta

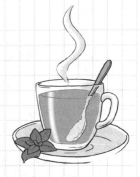

Tisana pitta a la manzanilla, menta y badiana

Ponga a hervir medio litro de agua y añada un puñado de flores de manzanilla, algunas hojas de menta y tres estrellas de anís. Contemple el ballet acuático antes de filtrar y beber.

Platillo para los bomberos pitta: arroz amarillo y verduras al ghee.

Ingredientes para 2 personas: 1 vaso grande de arroz blanco de Camarga, 15 hojas de espinacas o de acelgas, 1 paquete de mantequilla biológica, 1 pizca de cúrcuma fresca o 1 cucharadita de cúrcuma en polvo, 1 pizca de semillas de comino, pimienta y sal.

¿Cómo hacerlo?

Para hacer el ghee (mantequilla clarificada) funda la mantequilla en una cacerola a fuego suave. La mantequilla no debe crepitar. Aparecerá una espuma blanca y luego partículas negras que se separarán de la mantequilla, filtre con una espumadera. Cuando la mantequilla tenga un color dorado y un olor de palomitas de maíz, échela en un recipiente de cristal con tapa. Es uno de los alimentos saludables del ayurveda.

Para el timbal de arroz. Cocine el arroz con dos veces su volumen de agua, con la cúrcuma, en polvo o fresco en daditos. Añada una pizca de pimienta, sal y semillas de comino.

Algunos minutos antes del final de la cocción del arroz, ponga a cocer las hojas verdes de acelgas o espinacas cortadas en tiras. Sirva y añada una o dos cucharadas de ghee en su plato.

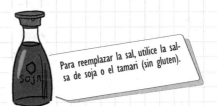

Para reemplazar la sal, utilice la salsa de soja o el tamari (sin gluten).

Tarta de calabaza ¡para pitta encendidos!

Ingredientes para 4 personas: 1 masa de tarta, 1 calabaza, 2 huevos, 15 cl de leche vegetal, un pequeño puñado de semillas de calabaza, nuez moscada en polvo y sal.

¿Cómo hacerla? Cocine al vapor la calabaza cortada en dados, luego redúzcalos en puré. Durante ese tiempo, precocine la masa al horno. Mezcle el puré de calabaza con los huevos y la leche, salpimiente y añada la nuez moscada. Disponga la mezcla homogénea en el fondo de la masa. Decore con semillas de calabaza, como un mandala o como florecillas. Deje cocer en el horno 5 a 10 minutos a temperatura media (110 °C).

Recetas para los kapha

La tisana de los kapha: chai indio

Ingredientes: 6 vainas de cardamomo, 3 clavos de olor, un poco de jengibre fresco cortado en dados o rallado, 2 cm de un bastoncillo de canela reducido en trocitos, 1 estrella de anís.

Opcional: (¡las personas «kapha» tendrán cuidado con la cantidad de leche de vaca!) medio litro de leche vegetal o animal, 1 cucharita de té negro.

¿Cómo hacerla? En una cacerola, ponga a hervir todas las especias en medio litro de agua y de leche (o 1 litro de agua pura) durante 10 minutos al menos. Tradicionalmente, el chai se hace con leche de vaca y está listo cuando ha subido tres veces. Filtre y saboree.

Desayuno vitalidad

Ingredientes: medio plátano, media manzana y otras frutas de temporada, el zumo de medio limón, 1 puñado de frutos secos variados (albaricoques, uvas, mango), cortados en daditos, 3 puñados de semillas y oleaginosas mezcladas pasadas por el mortero (almendras, avellanas, sésamo, girasol).

¿Cómo hacerlo? Aplaste el plátano y corte las frutas en dados pequeños, añada los frutos secos, las semillas y el jugo de limón. Mezcle. Añada frutas de temporada, zumo de naranja o pétalos de flores. ¡Invente nuevos sabores!

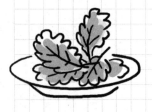

La ensalada de hierbas silvestres para kapha tristones

Ingredientes: 1 manojo de perejil, 1 manojo de menta fresca, 1 manojo de albahaca fresca, 1 manojo de cilantro fresco y otras hierbas según la temporada, 1 cucharadita de aceite de oliva, 1 limón.

¿Cómo hacerla? Retire los cabos de las hierbas, mezcle todo en una ensaladera, añada un hilo de aceite de oliva y zumo de limón. Deguste como si fuera una ensalada.

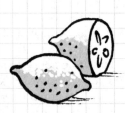
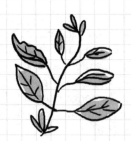
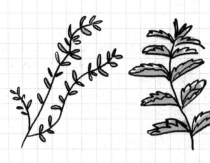

Resumen: ¿Qué ha cambiado el yoga en mi vida?

Ha terminado usted su *Cuaderno Yoga*… Cada segundo, el ser humano evoluciona. Usted se ha transformado entre el momento en que abrió este Cuaderno y el momento en el que lo cierra. Es hora de hacer un balance de lo que ha aprendido y de sus transformaciones. Sabiendo que la conciencia del mundo evoluciona gracias al trabajo que cada uno produce individualmente, comience por agradecerse, por usted, por la humanidad, por el mundo, de parte de la humanidad y de todas las formas de vida en la tierra. ¡Namaste!

> **Namaste: el saludo indio**
> Honra al ser vivo y a cualquier cosa, más allá del individuo, de la forma encarnada. Se dirige a lo que nos une a lo vivo, a esa chispa de vida y de luz, eterna y sin límite que nos habita durante nuestro paso por la tierra.

Desde hace … días, observo mis transformaciones (anote desde hace cuántos días ha comenzado su *Cuaderno Yoga*).

Durante estos últimos meses o últimas semanas, ¿qué ha aprendido usted sobre el yoga?

....

¿Qué ha aprendido sobre usted mismo?

....

¿Cuáles son las herramientas que ha adoptado para gestionar mejor su estrés?

....

¿Cuáles son los trucos que ha encontrado para gestionar mejor sus emociones?

....

¿Cuánto tiempo ha tardado en practicar el conjunto de los ejercicios que se proponen en este cuaderno?

....

Ha observado transformaciones en usted gracias a la práctica del yoga:

¿En su flexibilidad? ....

¿En su fuerza? ....

¿En su humor?..

¿En su respiración? ....

¿En su manera de comer? ....

¿En sus dudas existenciales? ....

¿En sus compromisos? ....

¿En sus relaciones? ....

¿Hay algún compromiso que usted quisiera asumir a partir de ahora para ir más lejos aún en la práctica del yoga?
....

Cualquiera sea la amplitud de las transformaciones que haya observado, el camino del yoga se construye a pequeños pasitos. Los grandes cambios se hacen por etapas y nada sólido se construye deprisa. Esté orgulloso de los esfuerzos que ha realizado, sepa acoger los fracasos como «iniciaciones», ¡mire lo que es hermoso en usted mismo y ámese tal como es!

La espiral del tiempo

En el mandala-espiral que figura abajo, lo invitamos a dibujar, escribir, pegar, representar su transformación desde el comienzo de la lectura de este Cuaderno.
El exterior representa el estado en que usted se encontraba cuando abrió la primera página. El interior de la espiral representa lo que usted atravesó desde entonces hasta hoy. El centro de la espiral es el estado en que usted se siente en el instante presente. El objetivo no es realizar una obra de arte sino mostrar un estado de presencia… ¡El famoso estado del yoga! ¡Manos a la obra!

Mi estado en el momento
de abrir el cuaderno

Acontecimientos
y emociones
durante la lectura

Mi estado
actual

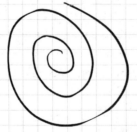

Direcciones útiles

Páginas relacionadas con el yoga
La página de la autora de este Cuaderno: http://www.yogaya.fr

http://www.acroyoga.org	http://www.fly-yoga.fr	http://www.yogachezmoi.com
http://www.ecole-adivajrashakti-yoga.fr	http://www.layama.org	http://yogadeletre.com
	http://www.makemeyoga.com	http://yoga.maathiildee.com
http://efy.asso.fr	http://www.sivananda.org	http://www.yogamrita.com

Las tiendas «zen» que puede explorar
http://www.vidazen.es/
Esprit yoga, Santé yoga, Happinez, Énergies, Rêve de femmes, Sacrée Planète, Conscience…

Lugares donde practicar yoga, meditación o ayurveda:

http://yoga.guiafitness.com/clases-de-yoga.html

Ashram Sivananda : http://www.sivananda.org

Château zen : http://www.chateauzen.com

Stages proches de Nice :
http://www.valleemagique.com

Centre Prema, ayurvéda de proche Paris :
http://vincent.marechal.perso.neuf.fr

Centre Douar Noujoum au Maroc :
http://ressourcement-maroc.com

Méditation Shambhala :
http://www.dechencholing.org/fr

Méditation Vipassana :
http://www.dhamma.org/fr

Bibliografía

Asana Pranayama Mudra Bandha, Swami Sivananda Saraswati, ediciones Satyanandashram.

Le yoga pour les Nuls, Feuerstein Georg, ediciones Firts.

Yoga et Ayurvéda, David Frawley, ediciones Turyia.

Chakras, Harish Johari, ediciones Médicis.

Agradecimientos
Gracias al sol que permitió en un 80% la redacción de este libro gracias a su energía transformada.
Gracias a los árboles, que tiene usted entre sus manos.
Gracias a Juliette Collonge por su confianza y su paciencia. Gracias a Blandine Pouzin que fue la primera en apostar por mi pluma. Gracias a mis amigos, a mi familia y a Bilou, fieles y queridos por su sostén incondicional. Gracias a Dominique Lussan, por su postura y sus enseñanzas de luz. Gracias a todos mis profesores por sus palabras, su compromiso y su fe. Gracias a la Sangha, a los que se comprometen, a todos los pioneros que abren caminos. Gracias al Samu del Cielo, musa y poeta, fuente de inspiración y de lo irracional. ¡Gracias a las grietas que dejan pasar la luz!

DIRECCIONES ÚTILES

Título original
Yoga

© Éditions Solar, 2015, Paris

Primera edición: febrero de 2017

© de esta edición: Ediciones Urano, S.A.U.
Aribau, 142, pral. – 08036 Barcelona

www.terapiasverdes.com

© de la traducción: Tabita Peralta

Fotocomposición: Ediciones Urano, S.A.U.

Impresión: LIBERDÚPLEX, S.L.
Ctra. BV 2249 Km 7,4 – Polígono Industrial Torrentfondo – 08791 Sant Llorenç d'Hortons (Barcelona)

Depósito legal: B-956-2017

ISBN: 978-84-16972-02-9